养生大讲坛

5分钟美体瘦身法
——女人局部塑身第一书

主编　王雅兰

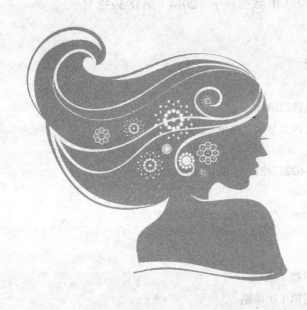

中国医药科技出版社

内 容 提 要

　　本书是女性朋友局部塑身第一书，帮你分析肥胖的原因，选择合适的饮食和运动方式，或者跳上一段健美操，或者做几个简单的塑身动作……只要你抓住每天从你身边悄悄溜走的 5 分钟，那苗条玲珑的"S"曲线很快就会与你结缘了。

图书在版编目（CIP）数据

　　5 分钟美体瘦身法：女人局部塑身第一书 / 王雅兰主编 . —北京：中国医药科技出版社，2014.3

　　（养生大讲坛）

　　ISBN 978-7-5067-6616-6

　　Ⅰ . ① 5… 　Ⅱ . ①王… 　Ⅲ . ①女性 – 减肥 – 通俗读物

　　Ⅳ . ① R161–49

　　中国版本图书馆 CIP 数据核字（2014）第 005933 号

美术编辑　陈君杞
版式设计　邓　岩

出版　中国医药科技出版社
地址　北京市海淀区文慧园北路甲 22 号
邮编　100082
电话　发行：010–62227427　邮购：010–62236938
网址　www.cmstp.com
规格　710×1020mm $^{1}/_{16}$
印张　17 $^{1}/_{2}$
字数　262 千字
版次　2014 年 3 月第 1 版
印次　2014 年 3 月第 1 次印刷
印刷　北京金信诺印刷有限公司
经销　全国各地新华书店
书号　ISBN 978-7-5067-6616-6
定价　35.00 元
本社图书如存在印装质量问题请与本社联系调换

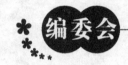编委会

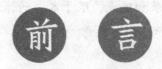

前　言

　　你是否还在为自己臃肿肥胖的身材而烦恼呢？你是否还在苦苦寻找适合自己的减肥方法呢？爱美是女人的天性，窈窕玲珑的"S"曲线，几乎成为每一位女性所追求的梦想。当然，有些女性瘦身并不仅仅是为了对美的追求，更重要的是自身的肥胖已经对健康构成一种威胁。肥胖人群心脏发病率是正常体重的 2.5 倍，患高血压、糖尿病的概率甚至是正常体重的 3 倍和 3 倍以上。于是乎减肥成为当今女性所追求的热潮，减肥的队伍也随之越来越壮大，各种减肥产品开始漫天飞舞，各种减肥方法如雨后春笋。但是"我怕减肥药有副作用"，"长时间运动我没有时间"，"节食太痛苦了"……这些又成为各位"美眉"新的苦恼。

　　那么怎样才能既轻松又有效的减肥瘦身呢？就让本书与你握手，它会成为你减肥最好的老师，帮你分析肥胖的原因，选择合适的饮食和运动方式，或者跳上一段健美操，或者做几个简单的瑜伽动作……这些都能够让你在不知不觉中拥有苗条的身材，如果你是局部肥胖，它还会教给你更有效的局部减肥法呢。

　　也许你会问，它所教的内容是不是又会让我饿得饥肠辘辘？会不会占用我大量的时间运动的大汗淋漓？

　　当然不会，只要你抓住每天从你身边悄悄溜走的 5 分钟，或者在办公桌前 5 分钟的踢腿，或者坐着椅子上不经意的弯腰，或者居家手拿毛巾做家务时的缝隙……只要你能够坚持，把 5 分钟握在手里，那苗条玲珑的"S"曲线很快就会与你结缘了。

　　还等什么呢？让我们赶快走进本书，去实现减肥瘦身的梦想吧！

　　最后，我要在此感谢本书的编委们，是在他们的热情催促下，才使本

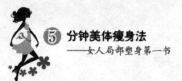

书得以尽快完成。另外，本书在写作过程中还参考了大量的书籍和论文，吸收了不少其他人的成果和观点，限于本书的体裁，不能——注明出处，诚对各位作者的劳动表示感谢与敬意。

编者

2013年12月

目　录

第一章
女人瘦身漫谈

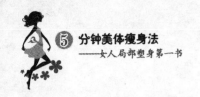

"胖胖"很多种，你是哪一种

肥胖有很多种类型，要想瘦身首先要知道自己是哪一类型的肥胖，这样才能对症下药找到合适的瘦身方法。肥胖的分类有很多种方式，中医按成因把肥胖分为五种类型。

● **1. 暴食肥胖型**

暴食型肥胖也叫获得性肥胖，这种类型的肥胖是由于食量过大，摄入体内的热量远远大于身体生长和活动的需要，过多的热量转化为脂肪，使脂肪细胞变得肥大，数目增加，脂肪大量堆积而导致肥胖。

这种肥胖的主要症状为：食量过大，容易饥饿，还有的比较嗜睡。

● **2. 压力肥胖型**

顾名思义，这种肥胖是由于来自家庭、工作、社会的压力过大，身体长时间处于疲劳状态，导致肝功能下降，有的还会影响到胃，胃热造成食欲旺盛，因此又叫作"肝胃郁热肥胖"。

这种肥胖的主要症状为：心情烦躁时食欲旺盛，还会出现头痛、眼出血的症状。

● **3. 水肿肥胖型**

水肿型肥胖是因为身体内多余的水分没有及时排除，造成臀部和大腿浮肿，也就是常说的"下半身胖"，又被称为"痰湿内蕴肥胖"。

这种肥胖的主要症状为：食欲一般，四肢无力、沉重，手脚肿胀，不喜欢运动；排尿不畅，经常拉肚子；晨起眼睛浮肿；喝水多，喜食咸，还有的有长期服用药物的习惯。

● **4. 贫血肥胖型**

贫血型肥胖是因为血气不足，或者说是血虚造成的身体基本功能下降，代谢功能异常，内分泌紊乱，从而导致肥胖，因此又叫作"血虚肥胖"。

这种肥胖的主要症状为：食欲正常，四肢瘦，但小腹有很多赘肉，就是我们常说的"上半身胖"，也有的说是"偷着胖"。

● **5. 疲劳型肥胖**

疲劳型肥胖是指人体生命力的综合指标下降，从中医角度来说就是元气不足，从而导致消化功能、代谢功能的异常，从而导致的肥胖。

这类肥胖的主要症状为：食欲不振，活动后极易疲劳，怕冷，容易感冒，晨起眼部有浮肿现象，小便较少。

测一测，瘦身重点在哪里

经常听到爱美的女性朋友说，我的大腿太粗，我的腰太粗……可是你有没有科学而准确的测量过呢？不少的女性朋友一提到科学准确的测量方法还是一脸的茫然，现在，就让我们教给你一套科学而准确的测量身材的方法，然后再准确的找出我们的瘦身重点在哪里吧。我们所测量的身体各部位的围度，如果比上文中的最佳尺寸与比例高出 20%，那这个部位就是我们减肥瘦身的重点了。

● **1. 胸围**

测量方法：脱掉上衣，身体直立，双臂自然下垂，软尺沿胸部上方最丰满处，水平围绕一周，紧贴皮肤但不能太紧。

● **2. 腰围**

测量方法：用软尺测量腰部最细的地方，肚脐以上 3cm 左右，软尺要保持不松不紧，紧贴皮肤。

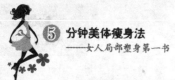
● **3. 臀围**

测量方法：两腿并拢直立，两臂自然下垂，软尺水平放在臀部最丰满处，前后围绕身体一圈测量。

● **4. 大腿围**

测量方法：两腿分开与肩同宽，均匀用力地站立，软尺与地面平行，在大腿根下 3cm 处测量。

● **5. 小腿围**

测量方法：两腿用力均匀站立，软尺与地面平行，测量小腿最丰满处。

● **6. 足颈围**

测量方法：软尺绕足颈最细处一周。

● **7. 上臂围**

测量方法：上肢自然下垂，测量肩关节与肘关节之间最丰满处。

● **8. 颈围**

测量方法：自然站立，下颌轻轻抬起，测量颈中部最细处。

● **9. 肩宽**

测量方法：两腿分开，与肩同宽，自然站立，测量两肩峰之间的距离。

瘦身美人的理想尺寸和比例

无论是身材较好的女性，还是略胖的女性，只要这些爱美的姐妹们聚到一起，她们所说的最多的共同话题就是两个字"减肥"，那么你到底需不需要瘦身呢？瘦身美人的理想尺寸和比例到底是多少呢？下面我们就来对照一下吧：

● **1. 成年女子的标准体重**

计算公式：[身高（cm）-100]×0.9＝标准体重

如果体重超过标准体重的 20%，就可视为肥胖，应该进行减肥。

● 2. 成年女子身体各部位最佳尺寸与比例

上下身比例：以肚脐作为分界点，上下身比例应为 5：8，符合黄金分割定律。

胸围最佳尺寸（cm）与比例：胸围 = 身高 ×0.51（身高 160cm 的标准胸围 = 160×0.51 = 81.6cm）

腰围最佳尺寸（cm）与比例：腰围 = 身高 ×0.34（身高 160cm 的标准腰围 = 160×0.34 = 54.4cm）

臀围最佳尺寸（cm）与比例：臀围 = 身高 ×0.542（身高 160cm 的标准臀围 = 160×0.542 = 86.72cm）

大腿围最佳尺寸（cm）与比例：大腿围 = 身高 ×0.34-10

小腿围最佳尺寸（cm）与比例：小腿围 = 大腿围 -20

足颈围最佳尺寸（cm）与比例：足颈围 = 小腿围 -10

上臂围最佳尺寸（cm）与比例：上臂围 = 大腿围 ×0.5

颈围最佳尺寸（cm）与比例：颈围 = 小腿围

肩宽最佳尺寸（cm）与比例：肩宽 = 胸围 ×0.5-4

想一想为什么你瘦不下来

不少女性有这样的苦恼"我尝试过各种减肥方法，但是怎么也瘦不下来"，"我每天都花大量的时间和精力减肥，但是没有效果"，于是，减肥失败的苦恼开始成为你心头的阴影，不知道各位爱美的姐妹有没有科学的分析过瘦不下来的原因呢？下面我们就来看一看瘦不下来的十大原因吧。

● 1. 没有正确的减肥观

正确的减肥观决定你是否能选择正确的减肥方法，如果不了解自己肥胖

的原因而胡乱选择减肥方法的话，减肥是不会成功的。因此我们要了解自己的体质，找到肥胖的原因和部位，树立正确的减肥观，对症下药。

● **2. 锻炼不够**

现在快节奏高压力的生活，也许使你早已用电车、摩托、汽车代替了步行和骑自行车，一日三餐也许你会在餐馆吃两顿，大把的时间你可能都坐在办公室里埋头工作，殊不知脂肪就在这个时候悄悄堆积。运动量的不足，给脂肪的存在提供的大量的机会。

● **3. 不能做到持之以恒**

也许，你也曾运动过，但是坚持了多久呢？是不是运动了三五天就放弃了呢？是不是每天运动的时间不够呢？要想减轻体重，就需要每星期进行至少 5 次的有氧运动锻炼，每次至少 30 分钟。如果你的时间允许还可以加大运动量，如果你的时间太紧，那么可以选择间歇训练，抓住晨起的 5 分钟，抓住等车的 5 分钟……因为研究表明，在你的身体锻炼之后，脂肪仍然在燃烧，如果你达不到上述的锻炼要求，肥胖自然就会向你招手了。

● **4. 睡眠不够**

不少人认为睡的时间越长越容易发胖，睡的时间越短越有利于减肥，其实不然。有关调查发现：每天睡眠不足 6 小时的人中肥胖比例为 33％；每天睡眠 9 小时或更多的人中肥胖比例为 26％；睡眠时间适中的人中肥胖比例为 22％。可见睡的多和睡的少都容易发胖，而且睡的少发胖的概率更高，如果你在瘦身过程中一直没有好的睡眠习惯，这也会导致你减肥不成功。

● **5. 温度过于舒适**

如果你坚持锻炼了，如果你的睡眠保持正常，可是你还是没有瘦下来，这就可能与舒适的温度有关系。最新研究表明，冬天室内温度太高也是导致肥胖的因素。因为天冷的时候我们用身体里的热量保持温暖，但是室内温度较高，人体消耗的热量就会减少，造成脂肪堆积，从而导致肥胖。

● 6. 无法拒绝美食

虽然很多人一直想减肥，但是看到可口美味的美食还是经不住诱惑，饮食无法做到均衡的搭配，热量摄入过多，造成了脂肪的增长。尤其是有的人还喜欢吃夜宵、零食，这样更是不可取的。

● 7. 缺钙

钙是人体必需的矿物质，缺钙是瘦不下来的原因之一。美国田纳西大学的迈克尔·泽摩尔博士提出，饮食中的钙参与决定能量是以脂肪的形式储存还是燃烧释放。饮食中的钙能明显抑制脂肪的生成，加快分解脂肪的速度，因此缺钙会使脂肪分解的速度放缓。

● 8. 到了平台期

几乎谁都会在减肥期间碰到平台期。在最初减了几斤之后，效果就越来越差，直到毫无效果。

产生这种情况的原因在于：

（1）反复做同样的训练。不断挑战人体的承受极限才会有明显的减肥效果，要坚持4~6个礼拜就更换锻炼的一部分内容。

（2）摄入热量不足。如果你没有摄入足够热量来维持活动量，体重实际上会停止减轻。

（3）训练过头。如果你锻炼过于频繁，人体也会有减少你燃烧热量的反应。

● 9. 心理因素

除了以上原因心理因素还是瘦不下来的原因之一。研究显示抑郁的女性会变胖。这是因为，心情愉悦的时候，我们感到生活是美好的，从而自身也充满了活力，有运动的激情，能够保持苗条的身材。反之，如果情绪低落，对什么都不感兴趣，以懒洋洋的态度对待生活，脂肪自然容易堆积。

● 10. 经常变换减肥方法

不少女性对减肥的期望值过高，想在短时间内见到理想的减肥效果，对一种减肥方法坚持不了几天就开始更换，致使哪一种减肥方法也得不到长期

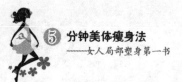
有效的坚持，这也是减肥不成功的重要原因。

怎样才能科学有效地瘦身

有 80% 的年轻女性都在减肥或者准备减肥，在减肥的队伍中有 60% 的女性减肥失败或者半途而废，因此要想减肥成功就要选择适合自己的瘦身方式，那么怎样来选择适合自己的瘦身方式呢？

 一、摒弃不科学的减肥方法

● 1. 节食减肥法

节食容易导致营养不良、精神萎靡、体力不支等现象，更严重的还会使身体免疫力降低，患上各种疾病。节食减肥的过程非常痛苦，令人很难坚持。并且，只要饮食量稍微增大，便会反弹，变得比以前更胖。

● 2. 药物、手术减肥法

市场上的减肥药很多，手术的方法也有很多，广告词说得冠冕堂皇，可是看到药物和手术减肥使身体受到伤害的一个个实例，真是令人对这些减肥方法敬而远之，那么药物、手术减肥有哪里方法和危害呢？

（1）减肥药的种类及危害

①含轻泻剂或利尿剂：长期服用，会影响肾脏功能，肾是生命之源，一旦肾功能受到影响，代价没法衡量的。

②抑制食欲的药物：吃了这种药会让人没有食欲，像安非他命成分，但是服用后有失眠、神经质、晕眩、口干、恶心、便秘等症状，而且还会上瘾。

③加速代谢的药物：吃了这类药物能加速新陈代谢的速度，如含甲状腺素的药品等，但是长期服用后会有心悸、盗汗、内分泌失调的危险。

④饱胀填充剂：吃了药物能让你有饱胀感，如含甲基纤维的药品，在胃肠内吸收水分膨胀，使胃有饱足感，但是停止服用后则失效。

（2）外科手术法

①胃切除或胃分割术：这种方法是将胃的一部分切除，或者将胃的上部与胃的主要部位隔开，使胃的容量减少，食物通过胃的上部，直接到达肠内，达到控制食量的目的，如果饮食太多，则会引起恶心、呕吐、并可能引发胆结石、腹泻、厌食等并发症。

②抽脂：昂贵的手术费、高风险是抽脂减肥的最大特点，而且效果远不如想象中的好，会造成部分部位凹凸不平或有淤痕，并且体重容易反弹。

③小肠截出法：将小肠截短，减少小肠吸收养分的面积和食物经过的时间，促使养分和热量很快随粪便排出，但是会有肝功能失调及死亡的危险，如果不是肥胖到影响健康的地步，绝不会使用这种手术。

✱ 二、养成良好的饮食习惯

要想科学、健康的瘦身，良好的饮食习惯非常重要，它直接关系你减肥的成功与否，关系你身体的健康与否，那么良好的饮食习惯是什么样的呢？

● 1. 营养均衡

饮食不能根据个人喜好而偏食、挑食，只吃自己喜欢吃的食物，营养不会全面。要注意营养均衡、荤素搭配，这是因为荤食中的蛋白质、钙、磷和脂溶性维生素要比素食丰富得多，而素食中的不饱和脂肪酸、维生素、纤维素比荤食要丰富。所以，荤素搭配，各取所优，才能营养均衡。

● 2. 一日三餐合理搭配

从食量上来说，如果一天吃一斤粮食的话，早、中、晚最好按照3：4：3的比例，这样能较好地适应生理和工作的需要。

从营养搭配上来说，早吃好，午吃饱，晚要少。不少人因为早晨、中午时间仓促，早中饭简单，而晚餐丰盛，殊不知丰盛的晚餐，是人变胖的重要

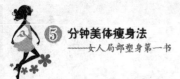
原因之一。早餐应以低糖、低脂肪、高蛋白为主，像牛奶、豆浆、鸡蛋等；午餐也与早餐一样，以低糖、低脂肪、高蛋白为主，可吃用鸡、鱼、米、大豆制品等；晚餐则以高碳水化合物为主，可吃水果、米饭等。

● **3. 节制饮食，不能暴食暴饮**

俗话说得好，"要想身体好，吃饭不过饱"，吃得太饱，即使不喝酒，也会奇怪地出现酒醉状态，往往会昏昏欲睡。这是因为碳水化合物中的葡萄糖在胃里转变为酒精，所以人就会像喝了酒一样。除此以外，吃得太多，还会破坏胃肠道的消化吸收功能，引起肠胃病，而且由于膈肌上升，还会影响心脏活动，诱发心脏病。

如果节制饮食就能减轻肠胃功能的负担，而且身体处于半饥饿状态时，自主神经、内分泌和免疫系统受到一种良性刺激，促使内循环稳定，免疫力增强，提高人的抗病能力。并且血液中的糖浓度也会降低，胰岛素分泌就少，胆固醇的水平就降低，体内脂肪也会减少。

● **4. 心情要舒畅**

吃饭时情绪好，食欲增强，血液循环良好，胃肠的消化功能会增强，免疫力增强；如在吃饭时情绪压抑和郁闷，则会影响食欲，影响血液的正常循环，降低整个消化系统的功能，降低人的免疫力。

● **5. 饭前喝汤**

最新研究发现，饭前喝汤比直接吃饭要好。这是因为人在饥饿时马上吃饭对胃的刺激比较大，久而久之，容易发生胃病或消化不良。而饭前喝汤，就好像运动员的热身运动，刺激消化腺分泌足量消化液、减少对胃的刺激，为进食做好准备。

● **6. 站着吃饭**

医学家对用餐姿势研究表明，就餐时站立位最科学，坐式次之，而下蹲位是最不科学的。这是因为吃饭时，胃最需要新鲜的血液，而下蹲位吃饭时腿部和腹部受到挤压，血流不畅，使回心血量减少，造成胃的血液供应减少，从而导致胃病的发生。人们吃饭时大都采用坐式，主要是因为坐姿最为轻松。

● **7. 吃饭说话**

传统习惯认为，吃饭时不宜说笑，一是因为说话容易引起饭粒飞溅，极为不雅，二是因为对消化吸收不利。而现在一些保健专家则认为：吃饭时说笑，能够解除烦恼，使人保持畅快的心情，兴奋中枢神经，促进消化液大量分泌，使胃肠处于最佳消化状态。

● **8. 细嚼慢咽**

因为嚼能刺激唾液、胃液和胰液等消化液的分泌，为食物的消化提供原材料，细嚼则可使食物磨成更小的碎块，使其能够与唾液充分混合，便于消化和吞咽。

● **9. 定时定量**

饮食有规律，胃肠道的蠕动和休息也会跟着而有规律，这样会增加食物的消化吸收，使胃肠道的消化功能保持良好的状态，减少肠胃病的发生概率。

三、选择适合自己的运动方式

运动减肥是我们大家都知道的最健康的减肥方式，但是我们做哪些运动，怎么做呢？在不同的年龄阶段运动方式是否不同呢？下面我们就来看一看不同年龄阶段的不同运动方式。

● **1. 二十多岁**

可选择跳绳、跑步等两脚同时离地的有氧运动，或者拳击等运动方式。这些运动能够大量的消耗身体内的热量，强健肌肉，使人精力更加充沛。而且这些运动还能锻炼人的意志，培养自信心，缓解生活中的压力，激发创意。

● **2. 三十多岁**

可以选择爬山、登高、滑板运动、溜冰或者武术、健美操等来健身。这

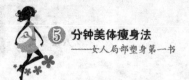

些运动除了减肥以外，还能加强臀部和腿部的肌肉弹性，更有助于培养活力、耐力，调节身体的平衡感和灵敏度，使身体变得更加轻盈。从心理上来说，爬山能培养人坚定的意志力和健康向上的积极思想，帮助你建立自信；溜冰令人愉悦、忘却生活中的烦恼；武术和健美操帮助你在冲突中保持冷静、自强与警觉性，还能有效增进专心的程度。

● 3. 四十多岁

可选择随时都有一只脚保持与地面接触的有氧运动，比如快走、爬楼梯、网球、篮球等运动。对身体的好处是可以减少肌肉与骨骼间的压力，减少运动伤害的机会，强化双腿的肌肉锻炼。像爬楼梯和快走既可以出汗健身，又很适合城市中的上班族就近练习。网球、篮球则是可以锻炼全身，可以调节身体的灵活度与协调性，令人保持充沛的活力。从心理上来说，这些运动可以缓解生活中的压力，释放紧张的身心，让人神清气爽。比方说爬楼梯，可以有规律地控制自己的心情，使紧张的心情变得稳定。打网球、篮球等球类运动还可以培养人的社交能力，使人拥有更多的朋友，减轻压力和杂念。

● 4. 五十多岁

适合的运动包括游泳、散步、划船，以及打高尔夫球等。游泳能使全身各部位的肌肉得到锻炼，增加肌肉的弹性，而且由于有水的浮力支撑，比陆地上的运动要感到轻松，疗养者、孕妇、风湿病患者与年纪较大者特别适合。散步一是锻炼起来方便，再就是能够锻炼腿部肌肉，改善肾功能。划船和打高尔夫球则可以锻炼身体的协调能力。从心理上来说，游泳既能令人振奋又能令人镇静，使人忘却杂务，培养专一的能力。划船和打高尔夫球则可以培养团队精神和令人更加专心和自律。

● 5. 六十多岁以上

应该多做散步、交谊舞、瑜伽或水中有氧运动。散步不仅能锻炼双腿肌肉还能预防骨质疏松；交谊舞能增强全身的韵律感、协调感、培养审美感，非常适合不常运动的人尝试；瑜伽除了能使全身更富弹性与平衡感外还能使人平心静气，修养身心；水中有氧运动主要锻炼全身肌肉与增加身体的弹性，特别适合肥胖、孕妇或老弱者健身。这些运动都不属于激烈的运动，除了健身之外，它们还能愉悦身心，使人感到精神抖擞，感到生活的乐趣，保持年轻的心态。

瘦身后如何才能不反弹

凡是有减肥经历的女性朋友，除了有怎么都瘦不下来的烦恼，还有瘦身之后反弹的烦恼，"我减肥成功了，但是没有两个月又反弹了，唉"这句话不知道听多少姐妹们说过，那么瘦身之后如何才能不反弹呢？其实很简单，只要你能做到以下两点就可以令反弹的烦恼远离你哟！

● **1. 合理的饮食习惯**

不要以为减肥成功了，就可以随便吃了，曾经受了委屈的肚子这下可以放松了，其实不然，良好的饮食习惯无论是在你减肥期间还是减肥之后都是非常重要的，好的习惯应该与你相伴一生的。

● **2. 继续坚持运动**

无论你采用什么样的瘦身方法，如果在减肥成功之后，就放弃运动，那反弹绝对会随之而来，因此每天坚持运动半小时，是防止减肥反弹最好的办法。当然，如果你在减肥期间每天运动1小时，那么可以逐渐减少为每天运动45分钟，再逐渐减少为每天运动30分钟，有规律的运动才会使你保持苗条的身形，拥有健康有活力的体魄。

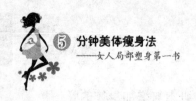
食物营养素，瘦身排毒好帮手

什么是食物营养素呢？是指食物内含有的能够供给生物体能量和维持生长发育及各种正常生理活动所需要的元素或化合物。西医学研究表明，人体所需的营养素有上百种，这上百种营养素有的可以自身合成，但有的就必须由外界摄取，由外界摄取的大约有四十余种，细分后，可概括为七大营养素：蛋白质、脂肪、碳水化合物、无机盐（矿物质）、维生素、水和膳食纤维等7类。不同的营养素瘦身排毒的功效也不相同，比如：吃红薯可以刺激肠胃蠕动，以达到排毒通便的功效；吃黑木耳可以润肠通便等。那么，哪些食物营养素可以帮助我们瘦身排毒呢？下面我们就去认识一下这七大营养素的功效、食物来源以及与减肥瘦身的关系，让它们成为我们瘦身排毒的好帮手。

❀ 一、蛋白质

蛋白质是维持生命的物质基础，蛋白质是细胞结构的主要成分，我们的皮肤、肌肉、血液、毛发等等，都是以蛋白质为主要成分的形式存在的。

● **1. 蛋白质的主要功用**

（1）维持机体的生长，因为人在生长与发育期间，需要增加许多由蛋白构成的新的细胞和组织。

（2）修复机体。随着人体的生长有很多新的细胞产生，也有很多旧的细胞和组织在消耗与破坏，这些需要蛋白质随时修补。

（3）供给能量。每1克蛋白质在体内氧化，可供4千卡热量。

（4）合成酶与激素。对体内进行生化调节的各种酶和部分激素，都是由蛋白质合成的。如胰岛素、甲状腺素及一些大脑垂体的分泌物等。

（5）增强抵抗力。血液中球蛋白的一部分是可以用来抵抗传染病原的抗体，因此缺乏蛋白质的人抗传染病的能力就差。

（6）调节渗透压力。血液中的血浆蛋白，能够调节渗透压力，如果血浆蛋白质过低，就会产生水肿现象。

（7）维持血液正常酸碱度。血液蛋白能帮助维持血液的正常酸碱度。

● **2. 蛋白质的来源**

（1）动物性蛋白质：以乳类、肉类、鱼类、蛋类、虫类为其主要来源。

（2）植物性蛋白质：以豆类、谷类、坚果类为其主来源。一般绿色蔬菜中蛋白质含量高于浅色蔬菜。

● **3. 蛋白质与肥胖的关系**

蛋白质和脂肪之间是不会互相转化的，因此蛋白质摄入量的多少从本质上来说和肥胖没有关系，因此我们在饮食上要注意多吃蛋白质含量较高的食物。

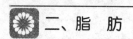 **二、脂 肪**

脂肪是储存和供给能量的主要营养素。

● **1. 脂肪的主要功用**

（1）供给热能。脂肪是高热量的一种能源物质，是贮存能量的"燃料库"，它所产生的热量是蛋白质或碳水化合物的 2.25 倍。

（2）是细胞的重要成分。磷脂、胆固醇等类脂质是构成细胞的重要成分。

（3）供给必需脂肪酸。像亚油酸、亚麻酸和花生四烯酸这几种不饱和脂肪酸，是在体内不能合成的，必须由食物供给，因此成为必需脂肪酸，而这些脂肪是可以供给的。

（4）促进脂溶性维生素的吸收。

（5）维持体温和保护脏器。脂肪能够保暖隔热，因此是可以维持体温的，同时身体内的脂肪还能支持保护内脏。

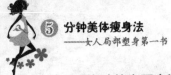
● **2. 脂肪的主要来源**

（1）植物性脂肪：主要贮藏于植物的种子里。如黄豆、花生、菜籽、芝麻、油茶、胡麻、红花等。

（2）食用的动物性脂肪：主要是动物肉、体内贮藏的油脂，还有乳汁、肝脏、蛋黄等。

● **3.脂肪与肥胖的关系**

人体内脂肪含量的增高与肥胖的程度成正比，脂肪含量过高是造成身体肥胖的重要原因，那么我们每天应该摄入多少脂肪呢？

成年人每天脂肪的摄入量为 50 ~ 130 克之间为正常量，既可以使机体维持正常的生理代谢，还可以使我们保持苗条的身材。

三、碳水化合物

碳水化合物又叫糖，是人体热能的主要来源。

● **1. 碳水化合物的主要功用**

（1）供给热能。1 克碳水化合物在体内可产生 4 千卡热能。

（2）构成神经组织和细胞。

（3）保肝、解毒。当肝糖原储备充裕时，对酒精、四氯化碳、砷等有害化学物质就有较强的解毒功能，并有利于保护肝脏免受有害物质的损害。

（4）抗生酮作用。脂肪在体内氧化靠碳水化合物供给能量，当碳水化合物供给不足，脂肪氧化不全时，产生酮体，在体内积累过多产生酸中毒。

（5）供给食物纤维。主要包括纤维素、半纤维素、木质素和果胶等，统称为食物纤维。有助于通便和预防结肠癌、冠心病、糖尿病、便秘等病症。

● **2. 糖的食物来源**

有糖和糖果、面、米、薯类、豆类等各种杂粮中。各种蔬菜、水果、动物肉类也含有碳水化合物。

● **3. 碳水化合物与肥胖的关系**

如果每天摄入的碳水化合物过多,那么多余的碳水化合物一方面合成肝糖原、肌糖原,储存起来以备人体碳水化合物摄入不足时使用;另一方面则会大量的转变成脂肪。因此碳水化合物摄入量过多也会导致身体肥胖。成年人每天碳水化合物的摄入量不超过 32 克为正常。

四、矿物质

矿物质也叫作无机盐,虽然在人体内的含量比较少,约占人体重2.2%~4.3%,但它们是构成身体组织和调节生理功能所不可缺乏的营养物质。其中含量较多的有钙和磷,像铁、锰、铜、碘、钴、氟、锌等含量极微,通称为微量元素。

● **1. 矿物质的主要功用**

(1)矿物质和蛋白质是很好的朋友,它们在一起,维持着各组织一定的渗透压力,对维持机体的酸碱平衡起着重要的作用。

(2)组成机体内一些特定生理功能的物质离不开矿物质。如甲状腺素中的碘、胰岛素中的锌。

(3)矿物质可使肌肉、神经具有一定兴奋性。如钾、钠、钙、镁等。

(4)是构成酶的成分。

(5)是构成骨骼的主要成分。

● **2. 几种重要矿物质的作用及食物来源**

(1)钙

钙的作用:①是构成骨骼、牙齿和一般软组织的重要组成成分。②帮助血液凝固。③激活机体内许多酶系统。

缺钙的影响:①小儿如果长时期缺钙,会造成生长缓慢,还有可能患软骨病。②成人如果长期缺钙,可导致手足抽筋、骨质疏松等。

钙的食物来源:①牛奶、羊奶等各种乳类。②虾、蟹等贝壳类。③骨汤。④各种绿色蔬菜。⑤黄豆、绿豆等豆类。⑥多种水果。

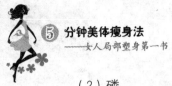
（2）磷

磷的作用：①构成骨、齿、细胞核蛋白、磷脂、辅酶的重要材料。②体内物质的储存、转移、代谢需磷的化合物为中介。③调节酸碱平衡。

磷的食物来源：来源于肉、蛋、奶、粗粮、豆类、蔬菜等。

（3）铁

铁的作用：是红细胞中的血红蛋白的重要组成成分。

缺铁的影响：缺铁常常会造成缺铁性贫血。

铁的食物来源：含铁丰富的食物有芝麻、木耳、肝、蛋黄、瘦肉、绿叶蔬菜、番茄、豆类和谷类等。

（4）锌

锌的作用：①是许多重要酶的组成成分。②维护红细胞膜的完整以及在造血过程中起着重要作用。③增强免疫力，维持人体正常食欲。

缺锌的影响：①会造成心脏病、肝脾肿大、性功能减退。②孕妇严重缺锌会造成胎儿畸形。③儿童缺锌会食欲不振，影响生长发育。

锌的食物来源：海产品、奶类、肉类、水果等。

（5）碘

碘的作用：是甲状腺素的重要原材料，甲状腺素能调节体内的基础代谢，维持机体的正常功能。

缺碘的影响：可引起甲状腺肿大，使甲状腺分泌减少，常说的大脖子病就是缺碘引起的。

碘的食物来源：海带、紫菜、海虾、海鱼、海盐等。

● **3. 矿物质与肥胖的关系**

人群实验结果表明，肥胖人群的矿物质摄入量相对不足，因为矿物质的缺乏导致代谢的紊乱，因此补充多种矿物质能明显降低体重，提高机体的代谢水平。在膳食中要注意补充钙、镁、锌、铁、铬等矿物质。

五、维生素

维生素的种类很多，它的主要作用是维持生长发育、调节新陈代谢，它促进酶的活力，与酶关系密切，是人体所必需的一类营养素。维生素不能在体内合成，或合成量不足，必须由食物供给。

● **1. 几种重要的维生素作用及食物来源**

（1）维生素 A

维生素 A 作用：①促进生长发育、保护上皮组织、保护视力。②可润滑皮肤、强健皮肤。③有增强人体免疫力、抗癌的功能。

缺乏维生素 A 的影响：①会引起上皮组织萎缩、角化、抵抗力下降、患夜盲症及眼干燥症等。②会影响儿童生长发育，导致大脑发育迟缓、智力低下。

但绝对不能盲目过量补充，因为盲目过量补充可引起毒性反应，严重的还会促进癌的发展。

维生素 A 的食物来源：动物肝脏、蛋黄、奶油、黄油，蔬菜、水果中含有的胡萝卜素在体内也可以转化成维生素 A。

（2）维生素 B

维生素 B 作用：①是构成酶的主要成分。②参与物质代谢，增进食欲，促进生长发育等等。

缺乏维生素 B 的影响：可能患脚气病、口角炎、舌炎、唇炎及阴囊炎等疾病。

维生素 B 的食物来源：花生仁、动物内脏、蛋类、奶类、豆类和新鲜蔬菜等。

（3）维生素 C

维生素 C 的作用：①可维持牙齿、骨骼、血管的正常功能。②增强身体的抵抗能力，参与新陈代谢。③有抗衰老、预防坏血病、抗癌的作用。

维生素 C 的食物来源：豆芽、鲜枣、山楂、柑、橙、鲜辣椒、白菜、菠菜、萝卜、沙棘果、柠檬等。

（4）维生素 E

维生素 E 的作用：①抗衰老，有"青春素"之称。②促进细胞分裂和性

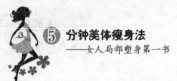

腺功能。③提高免疫力，预防癌症。

维生素 E 的食物来源：麦胚、蛋黄、卷心菜、菜花、芝麻、花生等。

● **2. 维生素与肥胖的关系**

研究表明肥胖者不仅热能代谢不平衡，而且存在维生素的等微量元素的失调，而这种失调又能加剧热能代谢的失调，造成身体肥胖。要想纠正维生素的失调，就要全面补充各种维生素，尤其是要注意维生素 B_2、维生素 C 及维生素 A 与胡萝卜素的补充。

 六、水

水在人体内所占的比例最大，是生命的源泉，是人体最重要的组成部分。如果没有水，人只能活几天。正常成年人体重的 70% 左右是水，婴儿体重的 80% 左右是水，老年人身体 55% 是水。每人每天每千克体重需水约 150 毫升，可以用 150 毫升乘上体重的千克数得出每人每天的需水量。

● **水的来源**

各种食物和饮水。

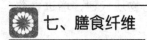 **七、膳食纤维**

膳食纤维是指人体消化系统未消化的可食用的植物细胞残存物。不要以为它没有被消化，就没有功效，其实它是人体必需的营养平衡素。

● **1. 膳食纤维的作用**

（1）润肠通便。

（2）有效调节脂类的高低和糖类的浓度。

（3）调节体质的酸碱度，控制体重。

● **2. 膳食纤维的食物来源**

胡萝卜、黄豆、玉米、燕麦、大麦，各种水果等。

● **3. 纤维与肥胖的关系**

　　缺乏膳食纤维可以导致身体肥胖，膳食纤维的摄入量增大可防止热能的过多摄入。世界粮农组织要求膳食纤维每日的摄入量最低为 27 克；中国营养学会 2000 年最新颁布中国居民膳食营养素参考摄入量为每日 30.2 克。

第二章

打造水做的"翅膀"

5分钟纤细手臂

关于瘦臂

本章讲述的是专门瘦臂的方法，它最大的好处就是：通过多种运动方法，有针对性的瘦手臂，为女性朋友们打造一双水做的"翅膀"。它可以利用各种器材，如椅子、跳绳、毛巾、装满水的矿泉水瓶等常见物品，在家里、办公室、上班的路上随时随地的锻炼，还可以是告诉你一些瘦臂的小妙招。无论是运动还是妙招，它都能有效的让我们告别"蝴蝶臂"，只要我们坚持每天5分钟的练习，不用多久，我们就能拥有一双纤纤美臂了。不过在这一章节中涉及的方法较多，因此在锻炼之前我们要了解相关的注意事项：

（1）要对自己的体质有一个详细的了解。由于每个人的体质不同，在运动之前要对自己的身体状况和体质进行一个详细地了解，科学地决定自己锻炼的强度和量，以减少因为锻炼不适所造成的伤害，必要的情况下可以咨询专业人员或医务人员。

（2）在运动之前，一定要先热身。在热身运动中要注意活动身体的各个关节，热身时间大约在5～10分钟，身体感到发热微微出汗为止。天冷时，热身的时间要长些。

（3）运动之前要吃一些容易消化的食物，如：多喝水、蔬菜、水果。还可以多吃一些促进血液循环的减肥必备品，如西红柿、猕猴桃等。那些高热量、高脂肪的食物还是要尽量少吃。

（4）运动时，要选择舒适的衣服和鞋子，并且不要佩戴饰物。

（5）运动快结束时，要缓慢地停下动作，要在最后5分钟内要慢慢减小运动强度。避免因为突然停止运动，造成产生眩晕、大脑供血不足等危险状况。

（6）月经期间，要减少运动量和运动强度。

❀ 臂膀撑椅法

● **方法一：快速瘦臂法**

【瘦身重点】手臂

【动作分解】

◎ Step1：坐在椅子上，双脚自然分开平放在地面上，背部贴近椅背，左手向后环抱椅子抓椅子的右上角，右手向后环抱椅子抓椅子的左上角，坚持20秒后双臂放在身体两侧。

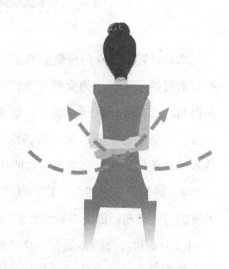

快速瘦手臂法–1

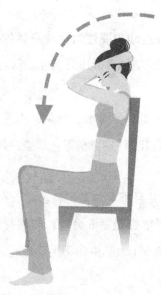

快速瘦手臂法–2

◎ Step2：保持坐姿，手肘弯曲向上，双手十指交叉放在后脑勺处，用力把头部往下压，上半身不动，头低到最大限度，双臂用力夹紧头部，但不要再用力向下，以免颈部受伤，坚持20秒后放下。

◎ Step3：保持坐姿，右手弯曲手肘向上举起，到上半手臂与地面垂直，手掌往后背放，然后抬起左手，左手手掌向右伸按住右手手肘处，挺胸收腹，眼看前方，坚持20秒后放下。

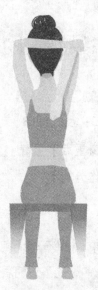

快速瘦手臂法-3

★ Step4：左手弯曲手肘向上举起，到上半手臂与地面垂直，左手掌往后背放，然后抬起右手，右手手掌向左伸按住左手手肘处，挺胸收腹，眼看前方，坚持20秒后放下。

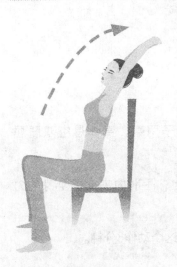

◎ Step5：双手弯曲上举，在头顶上方十指交叉相握，头部往后仰，手臂随着头部最大限度的向后伸展，挺胸收腹，眼睛看着上方，坚持20秒放下。

快速瘦手臂法-5

25

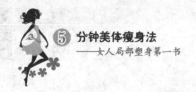
★ Step6：反复重复以上动作5分钟左右。

● **方法二：反式仰撑**

【瘦身重点】手臂

【动作分解】

★ Step1：坐在椅子前边，两手抓住椅子前面的两个角，手指在椅子角
的下边朝后，上半身挺直，两脚自然分开着地。

★ Step2：两腿向前移动，臀部向上离开椅子，双臂屈肘在身后用力支
撑身体，此时躯干成一条斜线，身体悬空。

★ Step3：屈肘身体向下降低，再起来，重复20次，像是在手臂在下身
体在上的反式俯卧撑。

● **方法三：悬空式**

【瘦身重点】手臂

【动作分解】

★ Step1：悬空坐在椅子上，双手扶住椅子两端，身体悬空双腿屈
膝，双脚着地。

★ Step2：身体向下蹲，但不要坐在椅子上，手肘内夹支撑全身的力
量，坚持15秒。

★ Step3：身体回到最初的姿势，反复重复这个动作5分钟。

● **方法四：手臂交叉式**

【瘦身重点】手臂

【动作分解】

★ Step1：自然站立，双手在手腕处一手在上，一手在下交错，拇指
向下，双臂用力向前无限延伸，坚持5秒后，双手反转变为
拇指向上，再向前延伸一次坚持5秒。

★ Step2：单手按摩肩膀并不停耸肩，按压的手一直向下压。

★ Step3：手臂贴耳，双手上举在头顶处交叉，用力向上延伸，坚持5
秒后放松，反复重复以上动作5分钟。

● **方法五：手臂屈伸**

【瘦身重点】手臂

【动作分解】

★ Step1：找一张结实的桌子或椅子，两脚分开与肩同宽，站在椅子
或桌子的前面。

★ Step2：两手手臂向前握撑椅子或桌子的前缘，身体缓缓向前移
动，臀部悬空，同时膝盖弯曲并收缩小腹。

★ Step3：吸气，缓缓将两手臂弯曲至不能再往下为止，停止约2秒
钟后。

★ Step4：用两手臂缓缓将身体撑起，再放下，重复做5分钟。

● **方法六：撑椅下蹲**

【瘦身重点】手臂

【动作分解】

> ★ Step1：背靠椅子，两手支撑在椅子上，身体悬空，肘关节向后，双臂分开与肩同宽。
>
> ★ Step2：收紧腹部，双脚并拢，慢慢让肘关节弯曲，身体随着向下，把身体重心放在身体中心，然后慢慢还原。
>
> ★ Step3：下蹲时吸气，起来时呼气，反复重复这个动作5分钟。

● **方法七：客厅撑椅法**

【瘦身重点】手臂

【动作分解】

> ★ Step1：背对椅子悬空而坐，两手向后支撑在椅子上，肘关节向后，收紧腹部，双脚并拢。慢慢让肘关节弯曲，身体向下，注意重心放在身体中心，然后慢慢还原，做10次。
>
> ★ Step2：坐在椅子上，手臂自然垂于身体两侧，呼气，让肘关节弯曲，双臂向上提起，到与肩同高的位置，小臂在胸前弯曲，然后慢慢还原反复做10次。
>
> ★ Step3：坐在椅子上，大臂与肩平行，小臂垂直于地面，呼气，小臂、大臂内角呈90°，慢慢向上推举到耳朵两侧，手臂伸直上举，然后吸气，慢慢还原，反复10次。
>
> ★ Step4：坐在椅子上，双手垂直在身体两侧，呼气，手握哑铃或者其他重物，小臂慢慢向上，再均速慢慢下降到起点，反复10次。
>
> ★ Step5：坐在椅子上，单手高举于头顶，手握重物，大臂不动，小臂慢慢向后弯曲，呼气，然后慢慢还原，反复10次。

● 方法八：屈肘背蹲

【瘦身重点】手臂

【动作分解】

★ Step1：身体背对着椅子站立，双脚并拢，腰背挺直眼睛直视前方，双手自然摆放在身体两侧。

★ Step2：吸气，身体微微向后仰，两手反手向后扶住椅背，下半身保持不变。

★ Step3：呼气，抬起脚掌，保持脚后跟着地支撑身体的姿势。身体形成一条斜线和双臂保持一定角度，停留30秒左右放下。反复重复以上动作5分钟。

抻臂毛巾法

● 方法一：举毛巾

【瘦身重点】手臂

【动作分解】

◎ Step1：双脚分开与肩同宽站立，膝盖微曲，双臂自然摆放在身体两侧。

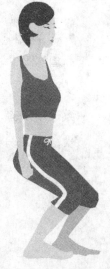

举毛巾-1

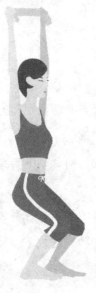

举毛巾-2

◎ Step2：双手抓住毛巾两端，将毛巾拉直，手臂伸直向上举。

◎ Step3：两手抓住毛巾慢慢向肩部以下部位拉，毛巾贴靠于头部后方，不要远离头部以免导致运动伤害，最好每天早晚各1次，每次5分钟。

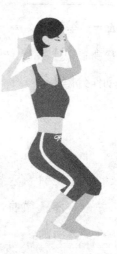

举毛巾-3

● **方法二：上下拉毛巾**

【瘦身重点】手臂、腹部

【动作分解】

> ★ Step1：双脚打开与肩同宽站立在地板上，膝盖微弯，收腹挺胸，脚尖略微朝外站立。
>
> ★ Step2：并将毛巾置放于背部后方，双手向上弯曲握住毛巾的两端。
>
> ★ Step3：然后一手用力向上举，一手用力向下拉，把毛巾上下拉紧，停留5秒钟后放松再次进行，反复重复这个动作5分钟。

● **方法三：毛巾绕腰**

【瘦身重点】手臂

【动作分解】

> ★ Step1：自然站立，手握长毛巾两端，从后腰部将身体环住，双手向两侧打开。
>
> ★ Step2：利用毛巾的张力，双手向前用力将毛巾两端向小腹勒紧，双手臂呈交叉状态，停留5秒钟后放松，反复5分钟。

● **方法四：十步毛巾操**

【瘦身重点】手臂

【动作分解】

★ Step1：躺在垫子上，伸直右腿向上抬起，双手抓住长一点的毛巾两端，用脚掌撑在毛巾中间，双手向前伸直，用力拉紧毛巾，动作持续20秒后，换脚，重复这个动作10次。

★ Step2：躺在垫子上，双手抓住拿着毛巾的两侧，右侧大腿和小腿并拢，膝盖弯曲，大腿贴着上身，脚掌放在毛巾中间，动作持续20秒，换脚，两脚各重复动作这个动作10次。

★ Step3：站立，双脚张开与肩同宽，右手抓住毛巾一侧，弯曲手肘往后，左手向后抓住毛巾的另一端，手掌握拳，掌心向外，用力将毛巾拉紧，动作持续20秒，然后放松。

★ Step4：站立，双脚张开与肩同宽，右手抓住毛巾一侧，向上垂直举起，左手手肘弯曲放在后背的中间，抓住毛巾的另一端，手掌握拳，掌心向外，用力拉紧毛巾，动作持续20秒，然后放松。

★ Step5：双脚张开比肩略窄，双手抓住毛巾的两侧，垂直向上举起毛巾呈拉直状态，眼睛直视前方，动作持续20秒后放松，反复重复这个动作8次。

★ Step6：双脚张开比肩略窄，双手抓住毛巾的两侧，垂直向上举起毛巾呈拉直状态，然后上身和双手都往左边倾斜，腹部要收紧，动作持续20秒，然后换边，重复动作左右各做8次。

★ Step7：双脚张开与肩同宽，双手抓住毛巾的两侧，膝盖弯曲抬起右脚，膝盖与胸部以下同高，然后用毛巾的中间部分放在膝盖下方，双手用力拉紧毛巾将膝盖向身体靠近，动作持续20秒，再换脚，重复动作左右各做8次。

★ Step8：双脚张开与肩同宽，右脚往前迈出呈弓步，左脚伸直往后，双脚着地。双手抓住毛巾的两端伸直往上举起，动作持续20秒，换脚，重复动作左右做8次。

★ Step9：双脚张开与肩同宽，双手抓住毛巾的两侧伸直用力往上举起尽量踮起双脚，动作持续20秒后放松，反复重复10次。

★ Step10：双脚张开与肩同宽，双手抓住毛巾的两侧向前伸出，双脚曲膝下蹲，动作持续20秒后放松，反复重复10次。

● **方法五：左右举毛巾**

【瘦身重点】手臂、小腹、瘦腿

【动作分解】

★ Step1：自然站立，两脚分开与肩同宽，双手抓紧毛巾两端在胸前伸直。

★ Step2：收紧腹部，双手用力向上伸直。

★ Step3：然后向右移动，左手手肘弯曲，右手用力拉然后再回到向上伸直的动作。

★ Step4：两手向左侧移动，每天重复这个动作5分钟。

● **方法六：背后平举毛巾法**

【瘦身重点】手臂、小腹、瘦腿

【动作分解】

★ Step1：身体自然站立，挺胸收腹，两手臂向后伸直，同时握住毛巾的两端，将毛巾放在身后臀部处。

★ Step2：用力向后拉扯毛巾，手臂伸直，抬高到最大极限，停留30秒。

★ Step3：放下，重复这个动作5分钟。

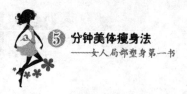
● **方法七：背后拉伸毛巾法**

【瘦身重点】手臂、小腹、瘦腿

【动作分解】

★ Step1：身体自然站立，双手在身后握住毛巾的两端。

★ Step2：一手在上，一手在下，用力拉扯毛巾，直到毛巾与地面垂直。

★ Step3：腹部收紧，身体不要向下弯，将毛巾向下拉伸，在最低处的时候停留15~30秒。

★ Step4：然后放松，再重复以上动作5分钟。

✿ 手臂俯卧撑

● **方法一：趴式俯卧撑**

【瘦身重点】手臂

【动作分解】

◎ Step1：趴在地上，两手撑着地面，双手与肩同宽，和做俯卧撑的预备姿势一样。

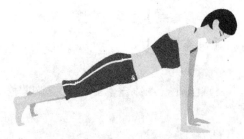

趴式俯卧撑-1

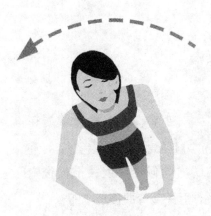

趴式俯卧撑-2

◎ Step2：两手手肘弯曲，将身体重心移向右边，身体向右倾斜。

◎ Step3：让身体的重心移回中间，再往左，重复。

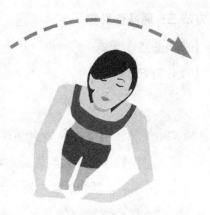

趴式俯卧撑-3

★ Step4：每次的动作保持在5分钟左右。

● **方法二：立式俯卧撑**

【瘦身重点】手臂

【动作分解】

★ Step1：面对墙壁立正，两脚分开与肩同宽，身体离墙壁大概40cm，双手按在墙上，不要高于自己肩膀。

★ Step2：脚后跟踮起，身体重心向墙的方向倾斜，肘关节慢慢弯曲，尽量让手臂贴近身体两侧，肘关节弯曲接近于90°。

★ Step3：手臂用力，推墙使身体慢慢回到起始位置，手臂不能向两边分开，每天重复这个动作5分钟。

● **方法三：屈膝俯卧撑**

【瘦身重点】手臂

【动作分解】

★ Step1：跪在地上，身体前倾双手撑地在肩膀正下方，双腿弯曲，小腿向上翘起，膝盖着地，身体从膝盖到头呈一条斜线。

★ Step2：屈肘，两个肘部向身外侧弯曲，身体降低几乎贴在地面上。

★ Step3：收紧腹部，使身体在一条直线上，停留几秒钟，恢复原状，反复重复以上动作5分钟。

● **方法四：手臂画圈法**

【瘦身重点】手臂

【动作分解】

★ Step1：自然站立，把双手向前伸直，抬头挺胸收腹。

★ Step2：转动双臂向内画圆15次，再向外画圆15次，手臂可以稍
　　　　　稍弯曲。画圆时，圆圈形状不用画得太大，要用手臂的力
　　　　　量，上身尽量保持不动。

★ Step3：每天重复以上动作5分钟。

● **方法五：紧实手臂操**

【瘦身重点】手臂

【动作分解】

★ Step1：双膝跪床，身体俯身向前，上半身与床平行，双手向下撑
　　　　　地，抬起头，视线朝向前方。

★ Step2：两手撑起身体的同时挺起胸部，用膝盖支撑身体重量，将
　　　　　两脚的脚踝抬起并交叉，使身体保持一个平衡。

★ Step3：两手臂弯曲做类似俯卧撑的动作，一边压低上身一边挺起胸，
　　　　　一直将身体降到下巴靠近床垫，反复重复以上动作5分钟。

健臂哑铃法

● **方法一：手握式**

【瘦身重点】手臂

【动作分解】

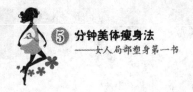

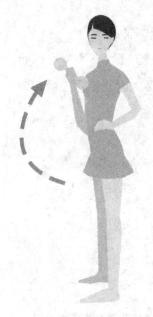

手握式-1

◎ Step1：端坐或自然站立，左手叉腰，右手握哑铃，屈肘向上，手腕慢慢放下，再抬起，重复15次。

◎ Step2：右手叉腰，左手握哑铃，屈肘向上，手腕慢慢放下，再抬起，重复15次。

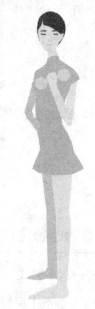

手握式-2

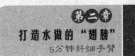

● **方法二：深蹲式**

【瘦身重点】手臂、大腿、臀部

【动作分解】

★ Step1：自然站立，双手各握一只哑铃，放置在身体两侧。

★ Step2：身体下蹲，使大腿与地面平行，然后手臂向上用力举哑铃。

★ Step3：停顿1分钟，使身体恢复到初始位置，重复20次或者5分钟。

● **方法三：推举式**

【瘦身重点】手臂

【动作分解】

★ Step1：自然站立，双手各握一只哑铃，使哑铃高过肩膀，掌心向前。

★ Step1：用力向上推举哑铃，达到最大极限后停留1分钟，再回到肩膀位置，重复20次。

● **方法四：二头肌舒展式**

【瘦身重点】手臂

【动作分解】

★ Step1：坐在方凳上，双脚并拢平放在地面上，双手各握一只哑铃。

★ Step2：双肘弯曲，掌心向外将哑铃举到肩膀前侧，掌心翻转面对胸部，上臂夹紧在身体两侧不动，保持3秒钟后放松，反复重复这个动作5分钟。

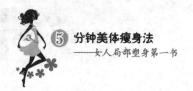

● **方法五：负重展臂式**

【瘦身重点】手臂

【动作分解】

> ★ Step1：双手各握一只哑铃，双臂自然下垂摆放在身体前方，手掌心相对，双脚分开与肩同宽，双膝微微向前弯曲。
>
> ★ Step2：双臂向两侧展开，使哑铃与肩膀同高，呈展翅状，保持3秒钟，然后收回手臂，恢复step1姿势，反复这个动作5分钟。

● **方法六：伸展并拢式**

【瘦身重点】手臂

【动作分解】

> ★ Step1：站立，双腿自然分开，与肩同宽，挺胸收腹，双脚踩地，调整呼吸。
>
> ★ Step2：吸气，双手各握一只哑铃，双臂向两侧自然打开，保持与肩同高。
>
> ★ Step3：呼气，握哑铃的双臂缓缓在胸前伸直并拢，保持15秒，反复重复以上动作5分钟。

● **方法七：卷肘式**

【瘦身重点】手臂

【动作分解】

★ Step1：站姿姿势，双腿分开与肩同宽，膝盖微曲，双手各抓住一
只哑铃，手臂自然垂下，掌心向前。

★ Step2：用手肘夹紧身体，手肘向上弯曲，将哑铃举到胸部位置，
收紧手臂肌肉。

★ Step3：放下手臂，反复重复这个动作5分钟。

● **方法八：前臂后伸式**

【瘦身重点】手臂

【动作分解】

★ step1：站在椅子面前，右手放在椅子背部，右脚放在椅子上，左
腿站立但是微微弯曲。

★ Step2：左手抓住一只哑铃，手肘向上弯曲90°，哑铃朝向地面。

★ Step3：手肘保持不动，小手臂向下向后伸直，达到极限后停留5秒钟。

★ Step4：重复做15次，换右手重复15次。

弹力绳瘦臂法

● **方法一：拉伸式**

【瘦身重点】手臂

【动作分解】

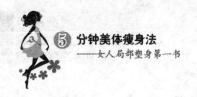

◎ Step1：站姿姿势，双脚打开与肩同宽，将弹力绳的中间部位踩在双脚下，双手抓住弹力绳的两侧。

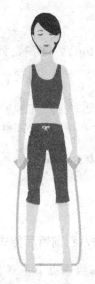

拉伸式-1

★ Step2：挺胸收腹，背部保持挺直，身体慢慢弯腰向前倾，双腿弯曲。

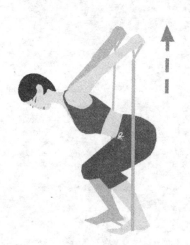

◎ Step3：双手拉住弹力绳向身后抬高，慢慢上下拉伸弹力绳20次。

拉伸式-3

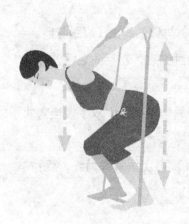

◎ Step4：双臂向左右两边打开，拉伸弹力绳，双臂打开的幅度不用过大，然后放松反复重复20次。

拉伸式-4

◎ Step5：上臂保持不动，肘部轻轻弯曲，用小臂的力量上下拉伸弹力绳，然后放松，重复20次。

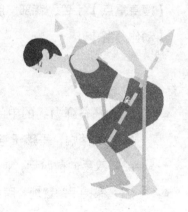

拉伸式-5

● **方法二：划船式**

　【瘦身重点】手臂、背部、腹部

　【动作分解】

★ Step1：坐在地上，双膝微屈，双脚分开，与臀部同宽，脚跟着地。

★ Step2：双手抓住弹力绳两端，绳中心绕过脚底，双手向后摆，绳子往后拉伸，保持手心向内。

★ Step3：整个过程中保持腹部紧收，向身后倾斜45°，双手慢慢弯曲至肩部，使胸部扩张，保持3秒钟。

★ Step4：身体向前回收，双手臂向后伸展，再次拉紧弹力绳，保持3秒钟，完成一次动作练习，重复16次。

● 方法三：伏虎式

【瘦身重点】手臂、背部、腹部

【动作分解】

★ Step1：站在弹力绳的中间，两脚叉开与臀部同宽，双手握弹力绳的两端，垂落于身体两侧。

★ Step2：双手向前趴地，使身体呈俯卧撑式。

★ Step3：保持手掌置地，腹部紧收，臀部向脚跟方向后移，弯曲双膝。

★ Step4：伸直双脚，回到俯卧撑式，重复练习16次，或者5分钟左右。

● 方法四：后拉手

【瘦身重点】手臂

【动作分解】

★ Step1：双腿自然盘坐在地板上，腹部收紧，上半身挺直，右手手
握弹力带向上向后举起放在后脑勺的位置，左手握弹力带
固定在地板上。

★ Step2：右手慢慢往上拉伸弹力带，直至完全伸直。

★ Step3：放下后，反复重复这个动作5分钟。

 美臂瑜伽法

● **方法一：床上瑜伽**

【瘦身重点】手臂

【动作分解】

◎ Step1：双腿交叉盘坐
在床上，抬头挺胸，两手向
前伸直放在脚踝上。

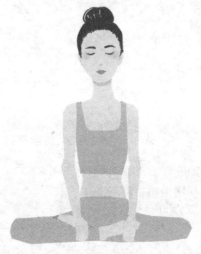

床上瑜伽-1

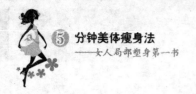
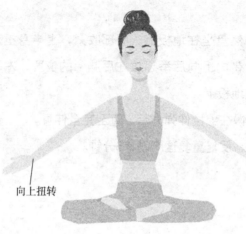

向上扭转

床上瑜伽-2

◎ Step2：双手向身体两侧平举，到与肩同高减半的高度，掌心要向下，保持均匀的呼吸，一只手向上扭转，掌心向上，另一只手则向下，都用力伸展，停留5秒钟后恢复起始位，重复这个动作12次。

◎ Step3：双腿交叉盘坐在床上，两手向前伸直，并手指相扣，握拳。

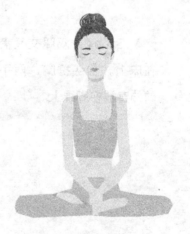

床上瑜伽-3

◎ Step4：手臂抬起向上伸展，越过头顶到脑后，尽可能抬起头，达到极限后停留5秒钟再放下，保持缓慢呼吸，重复3次。

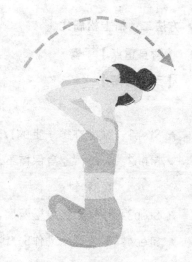

床上瑜伽-4

床上瑜伽-5

◎ Step5：俯卧在床上，双脚分开与肩同宽，脚后跟抬起，脚尖点地，将两手屈肘放在胸部两侧，下巴点地。

◎ Step6：四肢用力，将腹部用力收紧，将身体向上抬起，保持从头到脚在一个平面上，屁股不要翘起，停住10~15秒后，重复3次。

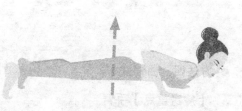

床上瑜伽-6

● **方法二：椅上松肩式**

【瘦身重点】手臂

【动作分解】

★ Step1：端坐在椅子上的1/3处，挺直腰背，双膝并拢，目视前方。

★ Step2：吸气，上身保持不动，将双肩耸起，手臂肌肉收紧，停止呼吸3秒钟。

★ Step3：呼气，将放松两肩，尽量舒缓自己绷紧的神经。

★ Step4：重复这个动作5分钟。

● **方法三：手臂旋转式**

【瘦身重点】手臂

【动作分解】

★ Step1：坐姿姿势，两臂自然摆放，挺胸收腹，双脚踏地。

★ Step2：将双手向身体两侧平举，至与肩同高，掌心向下。

★ Step3：身体不动，手指尖带动双臂顺逆时针做画圆练习，每个方向10圈。在这个过程中手臂保持与地面平行，画圈时身体不要跟着动，将注意力放在大臂处，反复这个动作5分钟。

● **方法四：曲臂式**

【瘦身重点】手臂

【动作分解】

★ Step1：端坐在椅子的2/3处，两手臂握拳伸直在胸前向上抬起，抬到与肩同高的位置，腹部收紧，调整呼吸。

★ Step2：吸气的同时弯曲两肘小手臂向上，让手臂弯曲成90°。

★ Step3：吐气，随之将弯曲的两肘向身体两侧展开至与肩同高，小手臂与大手臂重叠在胸前。

★ Step4：重复这个动作5分钟，还可以手握重物，如：哑铃、矿泉水瓶。

● **方法五：手腕伸曲式**

【瘦身重点】手臂

【动作分解】

★ Step1：自然站立，左手向前伸直，掌心向外，手指向上，右手握着左手四指，向后施力，施力不要过大，要手腕能够承受。

★ Step2：保持呼吸，维持动作30秒。换右手做，重复2～3次。

★ Step3：伸出左手，掌心向内，手指向下，右手按在左手掌背，然后向内施力。

★ Step4：保持呼吸，维持动作30秒，换右手做，重复2～3次，以上动作重复5分钟。

● **方法六：直臂伸展式**

【瘦身重点】手臂

【动作分解】

★ Step1：自然站立，双臂向前伸出，抬到与肩同高，然后将左右手交叉紧扣，紧握十指。

★ Step2：吸气，双臂向上伸展，达到极限后维持姿势20秒后放松，反复重复以上动作5分钟。

● **方法七：手腕旋转式**

【瘦身重点】手臂

【动作分解】

★ Step1：站立或者坐姿，双手向身体两侧平伸，握着拳头，手臂不要弯曲，向内旋转拳头，连续转动15～20秒。

★ Step2：反方向再做一遍，反复重复5分钟。

● **方法八：徒手式**

【瘦身重点】手臂

【动作分解】

★ Step1：站立，双脚打开与肩同宽，双手在体侧屈肘向上，手握拳头，小手臂保持平行，目视前方。

★ Step2：双臂握拳用力向上伸展，手臂保持平行，目视前方。

★ Step3：站立，双手回到第一步动作，手臂平行，然后重复上举动作20次。

★ Step4：双手叉在腰上，右肩向上提起，眼睛目视前方。

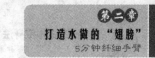
★ Step5：交换动作，左肩向上提起，眼睛目视前方，重复两肩向上提的动作20次。

★ Step6：双脚叉开站立，右手弯曲往后折叠，右肘抬平手放在后背处，左手尽力去够右手的肘部，达到最大限度后放松，然后重复10次后换手臂重复10次，在这个过程中不能驼背。

● **方法九：上下式**

【瘦身重点】手臂、腹部

【动作分解】

★ Step1：找一张方形或长形的结实桌子，桌子的高度要在1米以上，躺在桌子的下面。

★ Step2：两手抓住桌子的两边，两臂用力，将上半身提起，接近桌面。

★ Step3：靠近桌面的姿势保持30秒左右，放下身体，反复重复这个动作5分钟。

● **方法十：居家式瑜伽**

【瘦身重点】手臂

【动作分解】

★ Step1：盘腿坐在地板或垫子上，脊背挺直，将双手自然摆放在双腿的膝盖上，目视前方，保持这个动作15秒。

★ Step2：盘腿坐在地板或垫子上，脊背挺直，双手向身体两侧伸展，
　　　　与肩同高，掌心向下，目视前方，保持这个动作15秒。

★ Step3：双腿并拢伸直坐在地板或垫子上，双手往后放(离背部约
　　　　20cm)，掌心按着地板或垫子，手指指尖对着臀部方向，保
　　　　持这个动作15秒。

★ Step4：双腿屈膝坐在地板或垫子上，双脚踏地，抬起双手，掌心
　　　　向外呈投降姿势，这个动作持续20秒。

★ Step5：平躺在地板或垫子上，双腿并拢，脚尖尽量向前，张开双手
　　　　与肩同高，放在地板上，掌心向上，保持这个动作20秒。

★ Step6：平躺在地板或垫子上，双腿并拢，脚尖尽量向前，张开双
　　　　手向上伸直，双手平行，掌心相对，保持这个动作20秒。

★ Step7：以上动作反复重复5分钟。

✿ 拉扯手臂法

● **方法一：站立拉伸**

【瘦身重点】手臂

【动作分解】

★ Step1：将弹力带的两端绑在一起，绑的一定要结实，不要散开。

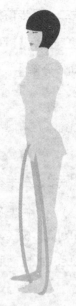

◎ Step2：双脚分开与肩同宽，站立在地面上，左脚中部踩住弹力带圈，左手抓住圈另外一端。

站立拉伸-2

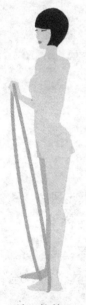

◎ Step3：吸气，向上弯曲手肘拉扯弹力带。

站立拉伸-3

★ Step4：拉扯到极限后停止，保持呼吸，停留5秒。

★ Step5：放下，这个动作重复10次。

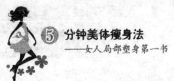

● **方法二：弓步前拉伸**

【瘦身重点】手臂

【动作分解】

★ Step1：两脚分开与肩同宽站立，右脚向前迈一大步屈膝，左腿伸直，并踩住弹力带的一侧。

★ Step2：左手在大腿旁抓住弹力带的另一侧，身体向前微微倾斜，右手支撑在右膝盖上。

★ Step3：吸气，将弹力带用力向前拉扯。

★ Step4：自然呼吸，达到极限后停留5秒钟，然后换边，以上动作重复5分钟。

● **方法三：弓步上拉伸**

【瘦身重点】手臂

【动作分解】

★ Step1：两脚分开与肩同宽站立，右脚向前迈一大步屈膝，踩住弹力带中央，左腿伸直，将上半身稍微向前倾斜。

★ Step2：吸气，弯曲手肘，将弹力带两头向上抬起来。

★ Step3：保持自然呼吸达到极限后停留5秒钟，重复这个动作5分钟。

● **方法四：拉伸后臂**

【瘦身重点】手臂

【动作分解】

★ Step1：自然站立，收腹挺胸，将右手臂伸高弯曲，右手去触碰左肩胛骨，以左手压住右臂肘关节处，右手尽最大力去触碰左肩胛骨，保持5秒后放下。

★ Step2：换手臂做以上动作。交替重复5分钟。

 ## 快走摆臂法

● **方法一：摆臂快走法**

【瘦身重点】手臂

【动作分解】

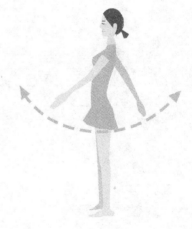

◎ Step1：站立姿势，双臂有节奏地前后摆动。

摆臂快走法-1

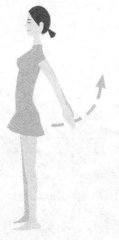

◎ Step2：当双臂出现酸痛感时，停止挥动双臂。保持站立姿势，使得两臂尽量朝后拉伸。

摆臂快走法-2

◎ Step3：还原成站立姿势。左脚迈出去的同时，右臂挥向前方。左脚迈出去的同时，左臂挥向前方（呈走路姿势）。慢慢加速，直至身体最大承受力。

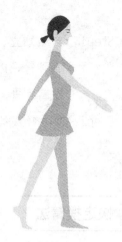

摆臂快走法-3

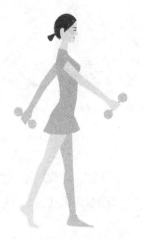

摆臂快走法-4

◎ Step4：可随着时间推移，加大难度（可加两个小哑铃在手中）。

★ Step5：每天做2组，每组2~3分钟。

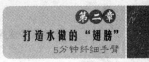

● **方法二：定量快走法**

【瘦身重点】手臂

【动作分解】

- ★ Step1：快走锻炼之前，呈站立姿势，挥动双臂。时间为2分钟。
- ★ Step2：找一块有坡度的地面，由平地走向坡地，不停地挥动双臂，来回交替走。时间为3分钟。
- ★ Step3：逐渐增加难度，找一块坡度更高更长的地面。从平地走向坡度，一直朝前走。在这个过程中，双臂挥动的速度不变。时间为3分钟。
- ★ Step4：随着锻炼的长短，难度一点点往上加，双臂挥动的速度和走路的速度都要提快。每天做2组，每组2~3分钟。

● **方法三：倒退快走摆臂法**

【瘦身重点】手臂

【动作分解】

- ★ Step1：快走锻炼之前，呈站立姿势，挥动双臂。时间为2分钟。
- ★ Step2：站立姿势，左腿向后迈一步的同时，右臂向上抬起。右腿向后迈一步的同时，右臂向上抬起（呈走路姿势）。
- ★ Step3：慢慢加快速度，直至身体最大的承受力为止。
- ★ Step4：每天做2组，每组2~3分钟。

 居家瘦臂法

● 方法一：金字塔式

【瘦身重点】手臂

【动作分解】

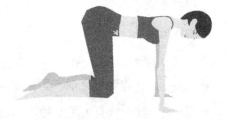

金字塔式-1

◎ Step1：趴跪在地板上，双手撑地，五指张开，双腿分开与肩同宽，腹部收紧，让上半身和地面保持平行。

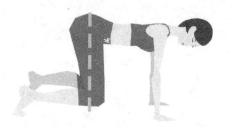

金字塔式-2

◎ Step2：将膝盖抬离地面，臀部向上提起，脚尖踩地，双手支撑身体，腹部收紧。

◎ Step3：脚尖向后移动，两腿伸直，保持不动2~3分钟。

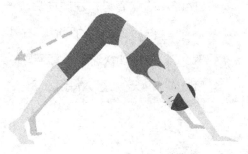

金字塔式-3

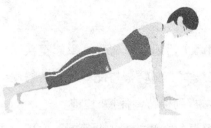

◎ Step4：直至双臂感到疲劳时，改为俯卧撑姿势。

金字塔式-4

★ Step5：休息片刻后，再从头做起，每天2~3次。

● 方法二：反手拉式

【瘦身重点】手臂

【动作分解】

★ Step1：跪坐在地面上，臀部坐在后脚跟上，双手自然放在大腿前方，腰部挺直。

★ Step2：双手放到腰部后方，双手十指相扣。

★ Step3：吸气，将手臂向后拉直并逐渐升高，伸展手臂肌肉，背部挺直，达到极限后停留3~5秒。

★ Step4：放下手臂，重新将手臂向后拉直并逐渐升高，伸展手臂肌肉，保持挺直，达到极限后停留3~5秒。

★ Step5：每天2~3组，每组2~5分钟。

● 方法三：坐立式

【瘦身重点】手臂

【动作分解】

★ Step1：坐在椅子上，脚尖触地，脚后跟抬起。双臂向上举起至头顶，下半身不动。上半身缓缓向左侧转，与此同时，右臂向左侧弯曲穿过肩膀，直至触摸到椅背，保持5秒钟。

★ Step2：身体恢复到起始位，上半身缓缓向右侧转，与此同时，左臂向右侧弯曲越过肩膀，直至触摸到椅背，保持5秒钟。

★ Step3：身体恢复到起始位，双腿微微弯曲，双手抓住椅子的边沿，用力撑起身体，使臀部离开椅子，双腿向前伸直。保持5秒钟。

★ Step4：缓缓放下身体，双腿和双臂都恢复到最初，稍歇息一会儿再重复以上动作。

★ Step5：每天2~3组，每组2~5分钟。

● 方法四：跪式

【瘦身重点】手臂

【动作分解】

★ Step1：双腿跪立在地板上，后背挺直。两腿分开，与肩膀同宽。双臂自然垂落在身体两侧，掌心朝后。

★ Step2：双臂向后慢慢抬起，抬至身体能承受的最大程度。反复几次，直到双臂有酸痛感为止。

★ Step3：将手臂放下，自然垂落在身体的两侧，掌心向内。

★ Step4：做完这个动作，再从头开始做。每天2~3组，每组2~5分钟。

✿ 办公室瘦臂法

● **方法一：办公室式**

【瘦身重点】手臂

【动作分解】

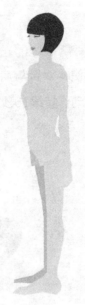

办公室式-1

◎ Step1：站立姿势，手臂自然垂放在大腿两侧，眼睛直视前方。

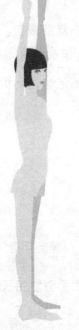

◎ Step2：双臂伸直在头顶上方举起，眼睛朝上看，动作持续15秒。

办公室式-2

61

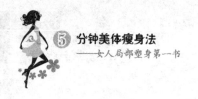
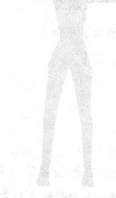

◎ Step3：双臂向两边平放，使得双臂与肩平行，目视前方，动作持续15秒。

办公室式–3

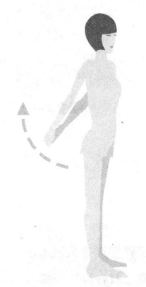

◎ Step4：使手臂恢复到最初。呈站立姿势，双臂向身后伸，十指紧扣，使双臂慢慢向上抬起，达到极限后停止，动作持续15秒。

办公室式–4

★ Step5：等双臂酸痛后，再放下双臂，随意活动手臂。每天2~3组，每组2分钟。

● **方法二：书本式**

【瘦身重点】手臂

【动作分解】

★ Step1：两脚与肩同宽自然分开，呈站立姿势，双手各握一本约1斤的书本，自然摆放在身体两侧。

★ Step2：将两臂缓缓向两侧平举，与肩同高时保持10秒钟。

★ Step3：使双臂回到最初，再往双手上加一本同样重量的书，将两臂缓缓向两侧平举，与肩同高时保持10秒钟。

★ Step4：使双臂回到最初，放下书本，随意活动双臂。再重复做，每次3~5分钟。

● **方法三：哑铃肩上举**

【瘦身重点】手臂

【动作分解】

★ Step1：自然站立，挺胸收腹，双手紧握哑铃，向身体两侧举起，举至与肩膀平行。保持10秒钟。

★ Step2：双臂屈肘缓缓举起，举过头顶，使小臂与大臂呈90°。保持10秒钟。

★ Step3：将双臂向上伸直，双臂贴近耳朵。保持10秒钟。

★ Step4：每天3~5组，每组3~5分钟。

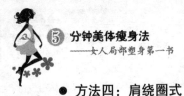
● **方法四：肩绕圈式**

【瘦身重点】手臂

【动作分解】

★ Step1：自然站立，双臂自然摆放在身体两侧。双臂屈肘向上，掌心朝内，双手手指抓住肩膀。

★ Step2：双臂由内而外绕圈，持续2分钟。再由外而内，持续2分钟。

★ Step3：每天做3~5组，每组3~5分钟。

五式瘦手臂法

● **方法一：马步式**

【瘦身重点】手臂

【动作分解】

◎ Step1：两腿分开与肩同宽自然站立，背部挺直，双臂自然摆放在身体两侧。

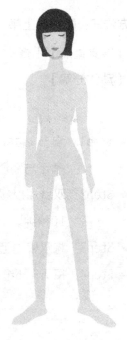

马步式-1

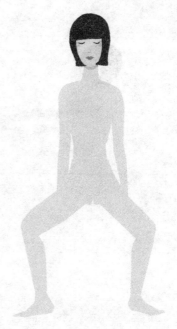

◎ Step2：右腿向右跨一步，弯曲膝盖，左腿向左跨一步，弯曲膝盖，使双腿弯曲成90°。

马步式-2

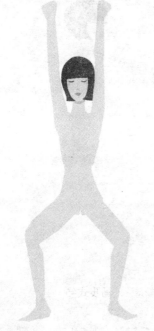

◎ Step3：双臂向上伸直，与肩膀同宽，双手握拳。双臂酸痛后，放下手臂。

马步式-3

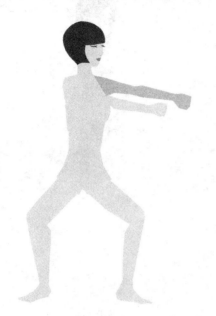

◎ Step4：身体呈站立姿势，身体微微向左转，双臂在身前伸直，与肩膀同宽，持续30秒钟。

马步式-4

◎ Step5：放下双臂，身体微微向右转，双臂向前伸直，与肩膀同宽，持续30秒钟。

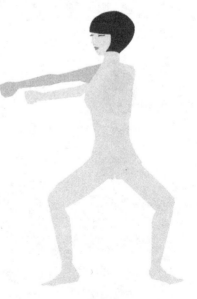

马步式-5

◎ Step6：反复重复以上动作5分钟。

● **方法二：健身球式**

【瘦身重点】手臂

【动作分解】

★ Step1：坐在地板上，将小腿放在健身球上，双手扶地面，背部挺直。

★ Step2：用手掌撑起身体，使身体慢慢上移，达到最大限度后，保持15秒钟。

★ Step3：手臂酸痛时，缓缓放下身体，稍做休息再重复以上动作。

★ Step4：每组2~3次，根据自身条件决定每天的组数。

● **方法三：单臂上举式**

【瘦身重点】手臂

【动作分解】

★ Step1：站立姿势，双腿叉开，与肩同宽，双手分别抓住一只哑铃。左手弯曲胳膊肘，向上举，使哑铃与耳朵同高，掌心朝前方，目视前方。保持15秒钟。

★ Step2：然后换手臂向上举，使哑铃与耳朵同高，掌心朝前方，目视前方。保持15秒钟。

★ Step3：每天2组以上，每组2~3分钟。

● **方法四：单臂后伸式**

【瘦身重点】手臂

【动作分解】

★ Step1：身体呈站立姿势，上半身稍微往前倾，两手各握一只哑铃，手肘弯曲到腰部位置，角度呈90°，双手朝内。

★ Step2：右手臂慢慢往后伸直，尽量往上举，直到与地面平行。回到原位，左手臂慢慢往后伸直，尽量往上举，直到与地面平行，保持1分钟。

★ Step3：两手交换，重复做。每天2~3组，每组2分钟。

● **方法五：卧英雄式**

【瘦身重点】手臂

【动作分解】

★ Step1：身体仰卧在地面上或床上，双腿伸直，手臂自然摆放在身体两侧。

★ Step2：膝盖弯曲，两脚放置在身体两侧，双腿贴近腰部位置，保持这个动作30秒钟。

★ Step3：腰部离开地面或床上，身体朝上，头依旧靠在地面或床上不动。双臂向上伸直，与肩膀同宽，掌心向上。保持30秒钟。

★ Step4：当双臂有酸痛感时，双臂放下来，身体恢复到起始位。

★ Step5：稍休息一会儿，再重复做。每天2~3组，每组2~3分钟。

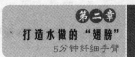

身体平衡瘦臂法

● 方法一：平举式

【瘦身重点】手臂

【动作分解】

★ Step1：坐在椅子上，双脚触地，背部挺直，眼睛目视前方。

◎ Step2：双手握住一瓶装有水的矿泉水瓶或一只哑铃，自然垂放在身体的两侧。

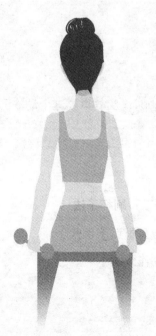

平举式-2

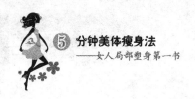
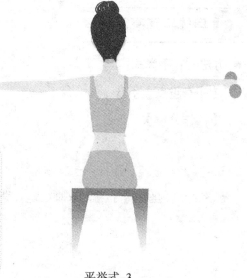

◎ Step3：吸气，双手微微向上举起，举至与肩膀平行。呼气，再将双手放下，恢复到最初的状态。

平举式-3

★ Step4：反复重复这个动作5分钟。

● **方法二：刷杯子法**

【瘦身重点】手臂

【动作分解】

★ Step1：站立姿势，双臂尽量向上抬，一手做刷杯子的动作。

★ Step2：胳膊感到酸痛时，放下手，换另一只手做刷杯子的动作。

★ Step3：双臂交替，重复做。每天2~3组，每组2分钟。

● **方法三：海豚式**

【瘦身重点】手臂

【动作分解】

★ Step1：趴在地板上，小手臂和脚尖着地，臀部向上翘起，身体不要
着地，双腿伸直，双手在头的前方交叉相握，头朝下看。

★ Step2：吸气，腹部用力，使得臀部向上抬起，达到最大限度后停留
10秒。

★ Step3：呼气，臀部慢慢放下，使得身体依旧与地面保持平行。

★ Step4：反复重复以上动作5分钟。

● **方法四：矿泉水瓶瘦臂操法**

【瘦身重点】手臂

★ Step1：身体呈站立姿势，双手各握一瓶装有矿泉水的瓶子，向上
举起，小手臂高举过肩膀。坚持30秒钟。

★ Step2：手臂慢慢放下，放置肩膀处时，双臂迅速朝上举起，连续
10次。

★ Step3：左臂依旧放置肩膀处，右臂朝后，尽量往上提，感到酸痛感时放下。接着，将右臂放置肩膀处，左臂朝后，尽量往上提。

★ Step4：反复重复以上动作5分钟。

手臂按摩法

● **方法一：点穴法**

【瘦身重点】手臂

【动作分解】

◎ Step1：胳膊肘朝外，手肘向上5寸处，即约一个手掌宽的长度，位于手臂的外侧，用示指和中指一起点按。

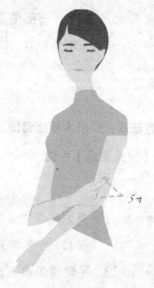

点穴法-1

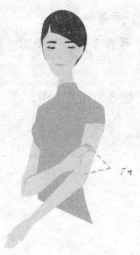

◎ Step2：曲臂时，臂外侧曲池穴（曲臂时肘部外侧横纹尽处）向上7寸，约一个手掌宽度加三指宽度，落在臂三角肌的中点处，示指和中指一起点按。

点穴法-2

● **方法二：按摩法**

【瘦身重点】手臂

【动作分解】

★ Step1：小臂的肌肉为纵向分布，从手腕到肘关节要直线按摩，帮助脂肪新陈代谢。

★ Step2：从肘关节向上用力抓紧大臂肌肉到腋下，达到紧实肌肉的目的。

● **方法三：按揉臂臑穴法**

【瘦身重点】手臂

【动作分解】

★ Step1：站姿或者坐姿，手臂向前自然伸直，手掌向下。

★ Step2：一只手的拇指放在对侧臂臑穴上（手臂外侧，三角肌止点的稍内侧），其他手指环住手臂。

★ Step3：呼气时，用拇指指肚轻轻揉动5秒。酸疼时松开手指。

★ Step4：重复按摩30次。

● **方法四：按揉侠白穴法**

【瘦身重点】手臂

【动作分解】

★ Step1：呼气时，用拇指指肚按揉对侧侠白穴（上臂内侧面，肱二头肌外侧沟中），轻轻揉15秒。

★ Step2：酸疼时，松开手指。

★ Step3：换手，重复做。

● **方法五：掐揉曲池穴法**

【瘦身重点】手臂

【动作分解】

★ Step1：将左手抬起，抬至胸前，用拇指指尖用力掐按曲池穴（胳膊屈肘成90°，在肘横纹外侧或筋骨间凹陷处）3分钟。

★ Step2：将右手抬起，抬至胸前，用拇指指尖用力掐按曲池穴3分钟。

★ Step3：换手；重复做。

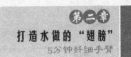

● **方法六：左手替右手按摩**

【瘦身重点】手臂

【动作分解】

★ Step1：用手掌在肩膀处由下往上打小圈到手腕处，持续3分钟。

★ Step2：以拇指、示指、中指捏起手臂上的肉（有赘肉的地方多捏几下），持续3分钟。

★ Step3：换手，重复做。

● **方法七：按压硬块法**

【瘦身重点】手臂

【动作分解】

★ Step1：用示指、中指、无名指、小指按压左右腋下部位，注意力度，两边分别按压大约15秒钟。

★ Step2：从腋下顺着胳膊朝下按压，左右手臂分别按压15秒钟。

★ Step3：左手握住右臂，轻轻按压，约15秒后，换手。

★ Step4：将左手掌呈90°，用掌心拍打手臂，约15秒后，换手。

● **方法八：精油+保鲜膜按摩法**

【瘦身重点】手臂

【动作分解】

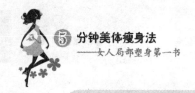
★ Step1：将手臂洗净，擦干水，朝手掌中滴10滴精油。

★ Step2：把滴有精油的双手搓热，涂在手臂上。

★ Step3：从下往上，逆毛孔的方向抹，直到精油完全吸收。

★ Step4：用保鲜膜由下至上地包裹手臂。

★ Step5：大约15~20分钟，手臂出汗后，再拆掉保鲜膜。

● **方法九：按压脂肪法**

【瘦身重点】手臂

【动作分解】

★ Step1：自然站立，左臂向上抬起，在胸前伸直，目视前方。

★ Step2：右手紧握左臂，然后用力由下往上按压脂肪。

★ Step3：左臂感到酸疼时，放下胳膊。换右臂，左手紧握右臂，用力
由下往上按压脂肪，直至出现酸痛感。

★ Step4：双手交替，重复做。每天2~3组，每组2分钟。

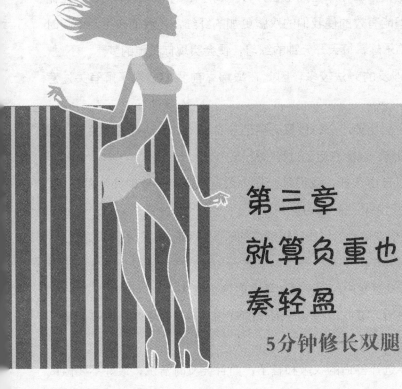

第三章
就算负重也要节奏轻盈
5分钟修长双腿

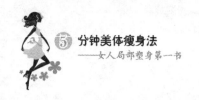

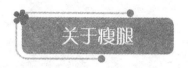
关于瘦腿

　　本章讲述的是专门瘦腿的方法，它最大的好处是：通过各种运动方法，有针对性的瘦腿，打造纤长美腿，它可能是跳一段健美操，可能是摆几个瑜伽姿势，还可能是轻松躺在床上或坐在办公室椅子上的几个简单动作，无论是什么运动，它都能有效的使我们的双腿更加的纤细，让我们在生活中随时随地体会到美腿的乐趣，每天5分钟的练习，便会实现你美腿的梦想，不过，这一章节的运动涉及的方法较多，因此在锻炼之前我们必须了解有关注意事项：

　　（1）在运动过程中要小心，做好必要的热身锻炼，活动好各个关节，还可以准备护膝、护腕、以免在运动过程中受伤。

　　（2）时间可以自由选择，我们可以在办公室、床上等随时随地的练习，如果是饭后要半小时后再进行练习。

　　（3）学习者要根据自身的体质安排锻炼的时间、频率、强度，不可操之过急，初次锻炼者可以锻炼的时间短一些，以后逐渐加长，病患者要在医生的指导下练习，如果在运动过程中出现不适，要及时停止锻炼。

　　（4）运动前进食，要吃一些易于消化的食物，运动后要吃一些高能量的食物，如果出汗较多要注意补充水分。

　　（5）运动时要选择舒适的衣服和鞋子，而且要及时清洗，最好不要佩戴饰物。

双人瘦腿法

● **方法一：背靠背（一）**

【瘦身重点】腿部

【动作分解】

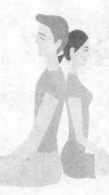

背靠背-1

◎ Step1：两人背靠背、肩并肩坐在一起，抬头挺胸收腹，双腿用力伸直，脚尖绷直并拢。

◎ Step2：屈膝脚尖翘起，两人的双手用力前伸握住各自的脚腕，但背部不要向前弯，背部依然紧靠，调整呼吸。

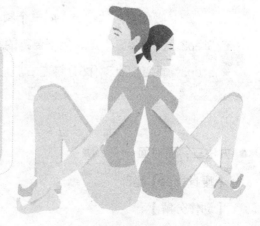

背靠背-2

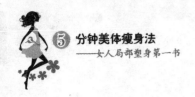

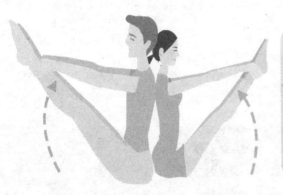

背靠背-3

◎ Step3：用力向上抬起双腿，同时注意吸气，双腿尽量伸直，保持身体平衡，坚持4个节拍后回复Step1的姿势。

★ Step4：重复以上动作5分钟左右。

● **方法二：背靠背（二）**

【瘦身重点】腿部

【动作分解】

★ Step1：两人背靠背站立，双臂弯曲向后与对方挎在一起，调整呼吸使两人的呼吸是同一个频率，挺胸收腹。

★ Step2：慢慢尽量下蹲，但不要蹲的太深，停留20秒后站起。

★ Step3：重复以上动作5分钟左右。

● **方法三：面对面**

【瘦身重点】腿部

【动作分解】

★ Step1：两人屈膝对面而坐，男方全脚掌着地，女方可将双脚放在男
方双脚之上，双臂伸开，双手相握，挺胸收腹，调整呼吸。

★ Step2：两人双脚脚心相对，手臂伸直双手用力拉紧，双腿屈腿向
上抬起，上身因用力向后仰，目光相对。

★ Step3：双手不要松开，腹部用力，双腿用力向上伸直，脚尖绷直
并尽量让两人的脚尖相触，上身可因用力躺在地面上，保
持4个节拍。

★ Step4：把双腿放下，盘腿而坐，双手仍然紧握，用力向后拉，保
持4个节拍。

★ Step5：重复以上动作5分钟左右。

● **方法四：手牵手**

【瘦身重点】腿部

【动作分解】

★ Step1：两人面对面站立，双脚脚尖相触，手牵手，呼吸要均匀，
挺胸收腹。

★ Step2：双手紧握下蹲，至大腿与地面平行的状态，保持20秒站起。

★ Step3：重复以上动作5分钟左右。

● **方法五：双脚蹬车**

【瘦身重点】腿部

【动作分解】

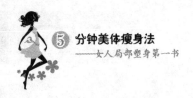
★ step1：脚相对平躺在地上，双腿屈膝抬起，两脚脚心相对，调整
呼吸，保持均匀。

★ Step2：两人双脚不要分开，做蹬车动作，保持20次后放下。

★ Step3：重复以上动作5分钟左右。

 小腿紧实法

● **方法一：踢小腿**

【瘦身重点】小腿

【动作分解】

◎ Step1：自然立正，双臂自然下垂，挺胸收腹，脚尖绷直，抬起任何一条腿，至与另外一条腿成45°放下，每一条腿做10次。如果感觉身体不能保持平衡，可靠在墙壁上或扶住物体。

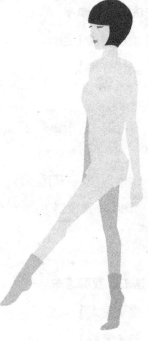

踢小腿-1

◎ Step2：脚尖绷直，抬起任意一条腿，朝腿的内侧与另一条腿交叉，做10次后换腿。

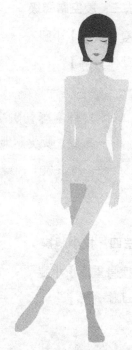

踢小腿–2

● **方法二：按摩法**

【瘦身重点】小腿

【动作分解】

★ Step1：屈膝坐在地板上，双手用力由下往上用力推揉小腿肚，每条腿30次左右。

★ Step2：保持step1的动作，由下往上拍打小腿肚，每条腿30次左右。

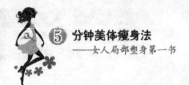
● **方法三：凌空踏梯级**

【瘦身重点】小腿

【动作分解】

★ Step1：脚掌踩在阶梯上，脚跟凌空，手可以扶住物体或紧贴墙壁，脚尖贴地，脚跟抬起。

★ Step2：脚跟放下，直到小腿有拉伸感，重复以上动作5分钟左右。

● **方法四：拉小腿操**

【瘦身重点】小腿

【动作分解】

★ Step1：面墙而立，双手扶墙，双脚一前一后分开，全脚着地。

★ Step2：慢慢弯曲前腿，后腿挺直不动，感到后退小腿有被拉伸的感觉为止，屈前腿20次左右换腿。

● **方法五：交叉脚运动**

【瘦身重点】小腿

【动作分解】

★ step1：两腿一前一后交叉站立，上身挺直。

★ Step2：弯腰双手垂直触地，如果感觉有困难，垂直向下伸就行，感觉小腿后面的肌肉有被拉伸的感觉即可，保持10秒左右，换腿，重复以上动作5分钟左右。

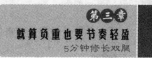

● **方法六：抬腿运动**

【瘦身重点】小腿

【动作分解】

★ Step1：仰面平躺在地板上，双手平伸自然放在身体两侧。

★ Step2：双腿用力向上伸直贴在墙上，双腿与地面保持垂直，维持5
分钟左右。

● **方法七：提脚尖运动**

【瘦身重点】小腿

【动作分解】

★ Step1：仰面平躺在地板上，双手交叉放在头后方。双腿伸直向上
抬起，脚尖朝上翘，脚与小腿成90°，保持这个动作10秒
左右。

★ Step2：脚尖绷直，与墙相触，保持这个动作10秒左右。

● **方法八：毛巾拉小腿运动**

【瘦身重点】小腿

【动作分解】

★ Step1：坐在地板上，双腿伸直，毛巾绕过脚心，双手拉住毛巾的
两端。

★ Step2：用力向后拉毛巾，双腿不要屈伸，重复这个动作5分钟左右。

● **方法九：内八字脚抬腿运动**

【瘦身重点】小腿

【动作分解】

> ★ step1：仰面躺在地板上，双手放在身体的两侧，伸直双腿，两脚
>   大拇指相对，呈内八字状态。
> ★ Step2：双手贴地，慢慢抬高双腿，使双腿与地面成45°，保持这
>   个动作10秒。
> ★ Step3：尽量再抬高双腿，在高处保持10秒左右，慢慢放下双腿，
>   重复以上动作5分钟左右。

● **方法十：空中踩单车运动**

【瘦身重点】小腿

【动作分解】

> ★ Step1：仰面平躺在地上，双手自然放在身体两侧，双腿抬起。
> ★ Step2：双腿在空中做蹬车动作，身体要保持稳定，不要左右摇
>   摆，做2分钟左右休息一下继续。

● **方法十一：侧卧画圆**

【瘦身重点】小腿

【动作分解】

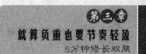

★ Step1：侧卧在床上，右手臂在下自然摆放，或弯曲放在头下。

★ Step2：左腿小腿抬起，小腿在空中做画圆动作。

★ Step3：身体换侧，右腿小腿抬起，在空中做画圆动作，交替重复以上动作5分钟左右。

 ## 大腿塑形法

● **方法一：屈膝触脚**

【瘦身重点】大腿

【动作分解】

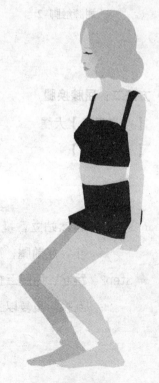

◎ Step1：自然站立，挺胸收腹，双手放在身体两侧，慢慢弯曲膝盖。

屈膝触脚-1

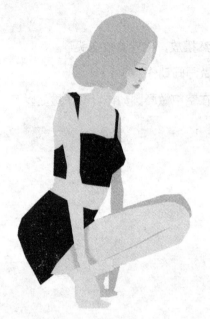

屈膝触脚-2

◎ Step2：双手触碰脚趾，但不要弯腰，触碰后回到原来姿势，一开始速度要慢，一个动作大约做3秒，习惯后慢慢加速。

● 方法二：屈膝换腿

【瘦身重点】大腿

【动作分解】

★ step1：自然站立，挺胸收腹，双手叉在腰间，左腿向前跨出一大步，屈前腿，后腿绷直，保持这个姿势5秒。

★ Step2：跳起，两腿互换，熟悉后加速，可以边数"一、二"边跳起互换。重复以上动作5分钟左右。

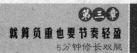
● **方法三：踢腿伸臂**

【瘦身重点】大腿

【动作分解】

★ Step1：自然站立，挺胸收腹，两手自然摆放在身体两侧，右腿伸直向前提起，与左腿成45°，向右运动，同时左手向前伸直，向左运动，身体保持平衡。

★ Step2：换腿和手重复以上动作5分钟左右。一开始时2秒做一次，熟悉后加速。

● **方法四：高抬腿**

【瘦身重点】大腿

【动作分解】

★ Step1：自然站立，挺胸收腹，两手自然摆放在身体两侧，屈膝高抬右腿。

★ Step2：换腿重复以上动作5分钟左右。

● **方法五：侧卧踢腿**

【瘦身重点】大腿

【动作分解】

★ Step1：侧卧在床上，手臂支撑在头部，抬起在上面的那条腿，直到差不多与床垂直，反复20次左右。

★ Step2：换侧卧的方向和腿继续重复以上运动。

● 方法六：弓步伸臂

【瘦身重点】大腿

【动作分解】

★ Step1：自然站立，挺胸抬头，双手自然放在身体两侧，两腿分开，比肩要宽，脚尖向外，双臂屈肘放在腰间。

★ Step2：上身挺直，向下蹲，膝盖打开向外弯曲，呈马步半蹲姿势，但双手保持叉腰，但注意膝盖不要超过脚尖。

★ Step3：下身姿势不变，注意收腹，手臂伸直举高，与肩成一条直线，手指并拢，掌心向下。

★ Step4：下身姿势不变，双臂水平向前移动，直到两臂平行，掌心依然向下。

★ Step5：双臂用力向上伸展，紧贴两耳，直到与地面垂直，双臂保持平行，手心相对。

★ Step6：手臂转向身体前方，并且屈肘，小手臂向上举，双手掌心相贴，上臂与肩同高，几乎与地面平行。

★ Step7：接着五指交扣，掌心向上，双臂再次贴着耳旁向上伸直，与地面垂直，保持抬头挺胸。

★ Step8：手臂放下放在膝盖上，两腿自然分开，膝盖微微弯曲，上身向前微微倾斜，使双腿得到放松。

● **方法七：俯卧摆腿**

【瘦身重点】大腿

【动作分解】

★ Step1：爬在床上，双臂屈肘，手肘撑床，手掌托着下巴，腹部与床相贴，双腿并拢，小腿放松的向上抬起，与大腿成大约90°，大腿贴在床上，不要抬起。

★ Step2：两小腿交替用力向臀部方向摆动，膝盖一定要离地，脚跟能敲打住臀部最好，如果做不到向臀部方向摆动就行，大腿与小腿之间的夹角要小于90°，重复以上动作5分钟左右。

● **方法八：推墙摆腿**

【瘦身重点】大腿

【动作分解】

★ Step1：与墙相对而站，膝盖绷直，双腿并拢，上身挺直，收腹挺胸，双手向前伸直，双臂与地面尽量平行，手心与墙壁紧贴。

★ Step2：用力向后抬起左腿，双腿膝盖始终绷紧，用力向后摆动20次左右换腿，收回腿时脚尽量不要触地。

● **方法九：压腿扭头**

【瘦身重点】大腿

【动作分解】

★ step1：面朝上躺在床上，两腿用力向前伸展，右腿屈膝向左，右脚落在左腿的左侧。

★ Step2：左手扶住右膝盖，右手向右伸直与肩成一条直线，头向右转。

★ Step3：左手用力将右膝向下压，20次以后，换腿重复以上动作5分钟左右。

● **方法十：俯卧压腿**

【瘦身重点】大腿

【动作分解】

★ Step1：趴在床上，双臂放在身体两侧，眼朝前看，两腿并拢，小腿向上抬起，与大腿成90°。

★ Step2：双手用力向后抓住脚腕，两腿可打开，如果不能抓住脚腕，抓住脚腕处的裤脚也可，手臂用力向上抬起小腿，上身随着抬起离开床。刚开始练习时动作要慢，多次练习后可加速，重复这个动作5分钟左右。

● **方法十一：摆身压腿**

【瘦身重点】大腿

【动作分解】

★ Step1：双脚分开与肩同宽站立，双臂自然下垂，挺胸收腹，上身向右侧倾斜，右手放在右腿大腿根外侧，用力向左推，重复这个动作20次左右。

★ Step2：换手和上半身倾斜的方向，交替重复5分钟左右。

● **方法十二：跪地压腿**

【瘦身重点】大腿

【动作分解】

★ Step1：两腿并拢，跪在床上，脚背贴地，上身挺直，双臂自然放在身体两侧。

★ Step2：上身前倾，双臂伸直撑地，臀部慢慢向下压，尽量压住脚后跟，重复这个动作5分钟左右。

● **方法十三：跪地后倾**

【瘦身重点】大腿

【动作分解】

★ Step1：双腿并拢屈膝跪在床上，脚竖起来，脚尖触地，大腿与上身直立，挺胸收腹，双臂伸直与肩同高举在身体的前面。

★ Step2：上半身用力向后倾斜，手臂用力向前拉伸，停留5秒钟后收回，重复以上动作5分钟左右。

✿ **美腿瑜伽法**

● **方法一：勇士式**

【瘦身重点】大腿、小腿

【动作分解】

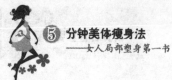
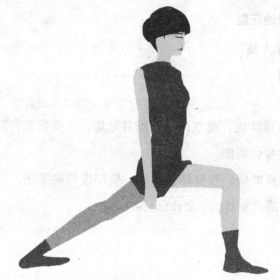

勇士式-1-1

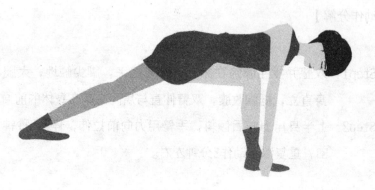

勇士式-1-2

◎ Step1：自然站立，右脚向前迈出一大步，膝盖弯曲，大腿与小腿
　　　　　成90°，左腿尽量伸直，左脚全脚着地，弯腰向下，双臂
　　　　　伸直并向下，双手撑地，胸部位于右大腿上。

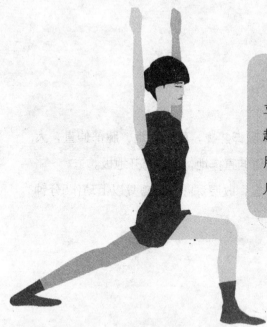

◎ Step2：上半身慢慢直立，双臂伸直与肩同宽向上举起，并举过头顶，手指分开并用力向上伸展，挺胸收腹，做几个深呼吸。

勇士式-2

★ Step3：换腿，重复以上动作5分钟左右。

● 方法二：下狗式

【瘦身重点】大腿、小腿

【动作分解】

★ Step1：双脚并拢，自然站立，上身向下弯曲，手臂伸直撑地，两腿撑直，不要弯曲，停留5秒左右。

★ Step2：臀部尽量向上提起，身体呈倒"V"字，做几个深呼吸。

● 方法三：上狗式

【瘦身重点】大腿、小腿

【动作分解】

★ Step1：面朝下趴在地板上，双脚并拢，脚尖点地，腿部伸直，大腿和腹部贴地板，双臂伸直撑地，上身离开地板。

★ Step2：头部用力向后微微仰起，收腹深呼吸，重复以上动作5分钟左右。

● 方法四：平板式

【瘦身重点】大腿、小腿

【动作分解】

★ Step1：趴在地板上，两脚并拢，脚尖触地，双腿绷直，双臂弯曲伏在地板上，上身贴地，头朝下看。

★ Step2：大腿慢慢抬起离地，保持腿部伸直的状态，同时收腹，深呼吸。

● 方法五：仰卧七式

【瘦身重点】大腿、小腿

【动作分解】

★ Step1：脸朝上躺在地上或者床上，双臂自然摆放在身体的两侧，手心向下，双腿不要伸直，自然屈膝，两腿自然分开，全脚掌着地，调整呼吸，保持这个动作10秒。

★ Step2：慢慢吸气，双手手臂不要抬起，完全贴在地面上，腹部用力将上半身向上挺起，但是头部和肩部依然着地，从膝盖部位到胸前位置呈一条向下的斜线，保持这个动作10秒左右。

★ Step3：慢慢呼气，上半身可以稍向下放低一点，左腿由屈膝状态变为向上伸直，一直达到与地面垂直，在这个过程中，膝盖不能弯曲，保持10秒左右。

★ Step4：左脚慢慢放下，回到Step2的动作，保持这个动作10秒换右脚重复Step3的动作。

★ Step5：右腿放下，双腿由原来的自然分开变为紧并，头部和肩部向上抬起，但是臀部依然是坐在地面或者床上，双臂屈肘撑住地面，大手臂与地面垂直，小手臂及手完全贴地，保持这个动作10秒。

★ Step6：保持Step5的动作，但上半身稍微向后，双腿用力向上伸直，尽量与地面成45°，保持这个动作10秒。

★ Step7：上半身及手臂姿势保持不变，上半身稍微向后倾斜，臀部作为中间点来支撑身体的平衡，双腿和腹部用力，双腿在空中画圆，先由左到右画圆，再由右到左画圆，重复两圈，持续这个动作1分钟。

● **方法六：单飞式**

【瘦身重点】大腿、小腿

【动作分解】

★ Step1：自然站立，双脚并拢，双臂自然摆放在身体两侧。

★ Step2：上半身体向前弯曲，左腿向身体后方抬起。

★ Step3：举起双臂，双臂用力向后，双手握住左脚脚趾，右腿保持直立，收腹挺胸，停留10秒。

★ Step4：换腿重复以上动作。

● **方法七：椅式**

【瘦身重点】大腿、小腿

【动作分解】

★ Step1：自然站立，双脚自然并拢，双臂摆放在身体两侧。

★ Step2：下蹲，膝盖弯曲，做出空坐在椅子上的姿势。

★ Step3：双臂与肩同宽伸直向上用力举起，掌心相对，背部伸直，收腹挺胸，停留10秒左右放下。

● **方法八：侧压腿式**

【瘦身重点】大腿、小腿

【动作分解】

★ Step1：自然站立，右脚向右侧迈出一大步，屈膝成弓步，右腿大腿与小腿成90°，右脚脚尖向右。

★ Step2：左腿伸直，脚尖向前，上半身向右扭。

★ Step3：上半身向后仰，打开胸部，右臂伸直靠近耳朵用力向上举，左手手臂放在左腿小腿处或大腿下半部，眼睛向上看，停留10秒左右。

★ Step4：换腿重复以上动作。

● **方法九：平衡式**

【瘦身重点】大腿、小腿

【动作分解】

★ Step1：跪在地板上，上半身与地面平行，小腿紧贴地板，与大腿成90°，双手撑地。

★ Step2：抬高左腿离开地板，尽量使左腿与地面平行。

★ Step3：伸直右臂抬起，并使之与地板平行，上半身挺直，头向下，眼睛看向地板，停留20秒左右。

★ Step4：换腿和手臂重复以上动作。

● **方法十：俯撑式**

【瘦身重点】大腿、小腿

【动作分解】

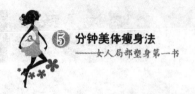
★ Step1：趴在地板上，脸朝下，手臂伸直向下和脚趾撑地，呈做俯
　　　　卧撑状。
★ Step2：双腿紧并，绷直，脊柱伸直，停留10秒。

● **方法十一：L型坐式**

【瘦身重点】大腿、小腿

【动作分解】

★ Step1：坐在地板上，双腿伸直向前伸直，上半身直立，两手臂自
　　　　然放在身体两侧并撑地，背部伸直，眼朝前看。
★ Step2：用手撑地，双脚慢慢抬起，停留10秒后放下。

● **方法十二：后翘式**

【瘦身重点】大腿、小腿

【动作分解】

★ Step1：平趴在地板上，头朝下，前半身、双腿紧贴地面，双腿紧
　　　　并伸直，双臂伸直放在身体两侧。
★ Step2：胸部和小腿用力向上抬起，双手臂抬起用力向后伸展，停留
　　　　10秒左右。

● **方法十三：弯月式**

【瘦身重点】大腿、小腿

【动作分解】

★ Step1：自然站立，右脚向前迈出一大步，屈膝，右腿的大腿与小腿的夹角接近90°。

★ Step2：左腿伸直，左脚尖触地，双臂与肩同宽用力向上举起，在头顶上方掌心相对。

★ Step3：肩膀和胸部用力向后伸展，胸部打开，头向上抬，眼朝上看，保持这个动作30秒左右。

● **方法十四：弓式**

【瘦身重点】大腿、小腿

【动作分解】

★ Step1：平趴在地板上，腹部和腿部紧贴地面，双臂自然摆放在身体两侧。

★ Step2：弯曲膝盖，两小腿用力向后抬起，双臂用力伸到后方，用双手握住双脚脚踝，使上半身离地。

★ Step3：做深呼吸，保持这个动作30秒后放下，然后重复以上动作5分钟左右。

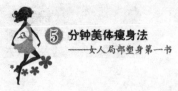

● **方法十五：坐角式**

【瘦身重点】大腿、小腿

【动作分解】

★ Step1：双腿伸直并拢，坐在地板上，双臂伸直放在身体两侧，两手触地，上半身挺直收腹。

★ Step2：两腿打开，向两侧伸展，最大限度的伸展，脚尖向上翘起，脊柱伸直，双手在身体前面撑地。

★ Step3：弯腰向前，手臂弯曲上半身伏地，深呼吸后慢慢恢复Step1的动作，然后重复以上动作5分钟左右。

✿ 椅式瘦腿法

● **方法一：压膝抬腿**

【瘦身重点】大腿、小腿

【动作分解】

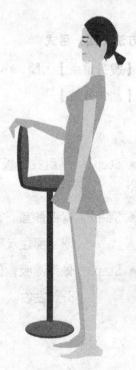

◎ Step1：在椅子的左侧自然站立，双腿并拢，挺胸抬头收腹，右手扶住椅子的最高处。

压膝抬腿–1

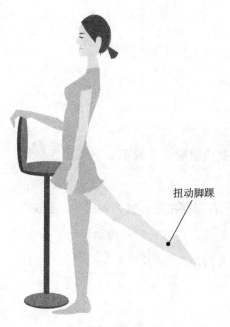

扭动脚踝

◎ Step2：用力向后抬起左腿，同时左脚开始转动脚腕，脚腕活动20次左右。

压膝抬腿-2

★ Step3：换侧及换腿，重复以上动作5分钟左右。

● **方法二：小腿举起来**

【瘦身重点】大腿、小腿

【动作分解】

★ Step1：端坐在椅子上，双脚平放在地上，手臂自然摆放在身体两侧。

★ Step2：将右脚慢慢抬起来，直到右腿与地面平行，然后保持这个动作5秒，再慢慢地放下右脚，反复做10次左右。

★ Step3：换腿重复以上动作5分钟左右。

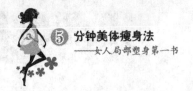

● **方法三：脚做圆周运动**

【瘦身重点】小腿

【动作分解】

★ Step1：左端坐在椅子上，抬头挺胸收腹，手臂下垂自然放在身体两侧。

★ Step2：右腿压在左腿膝盖上面，右脚踝按顺时针方向转动，1秒钟画两次圆圈，坚持5秒钟左右，逆时针方向转动。

★ Step3：换腿重复以上动作5分钟左右。

● **方法四：四分之一下蹲**

【瘦身重点】大腿

【动作分解】

★ Step1：自然站在椅子后面，手扶住椅背上面。

★ Step2：慢慢下蹲，小腿与大腿成135度角，在慢慢站起，重复做7次以上。

● **方法五：膝盖举起来**

【瘦身重点】大腿

【动作分解】

★ Step1：侧身站在椅子后面，左手用力扶着椅背，挺胸收腹。

★ Step2：右腿屈膝，慢慢向上抬起，尽量抬高，然后慢慢放下，做10次。

★ Step3：换腿和手，重复以上动作5分钟左右。

● **方法六：脚尖踮起来**

【瘦身重点】小腿

【动作分解】

★ Step1：自然站立在椅子后面，两脚分开与肩同宽，左手用力扶住椅子，右手放在腰间。

★ Step2：脚后跟慢慢抬起，脚尖触地，然后放下，重复20次左右。

● **方法七：腿部减肥操**

【瘦身重点】小腿、大腿

【动作分解】

★ Step1：端坐在椅子上，双腿并拢，脚尖绷直，小腿用力向上抬起，直到与大腿成一直线，坚持10秒钟放下，重复10次。

★ Step2：靠在椅背上，背部挺直，慢慢将一条腿腿抬起，双手用力抱住膝盖往身体方向拉，坚持5秒。放下，换腿重复以上动作。

★ Step3：两腿分开，脚趾用力向脚后跟的方向弯曲，保持5秒后放松脚趾，每一脚做10次。

★ Step4：腿部放松坐在椅子上，双手握拳从臀部、大腿、膝关节、小腿、脚踝轻轻进行敲打1分钟左右。

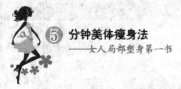
● **方法八：大腿抬起来**

【瘦身重点】小腿、大腿

【动作分解】

★ Step1：站在椅子后面，双手扶住椅子背的最高处，左腿向左侧用力抬起，抬20次左右换右腿。

★ Step2：站在椅子后面，双手扶住椅子背的最高处，左腿向后用力抬起，抬20次左右换右腿。

★ Step3：站在椅子后面，双手扶住椅子背的最高处，左腿屈膝用力向上抬起，抬20次左右换右腿。

● **方法九：把腿盘起来**

【瘦身重点】小腿、大腿

【动作分解】

★ Step1：端坐在椅子上，右腿翘翘起压在左腿上，左脚的踝关节与右腿膝盖触碰，像盘腿一样。

★ Step2：然后弯腰上半身向前，双手伸直在双腿前方向下，上半身向下压，额头触碰右小腿为止，坚持10秒钟左右，抬起，然后重复20次左右。

● **方法十：屈腿法**

【瘦身重点】小腿、大腿

【动作分解】

★ Step1：站在椅子一边，右腿屈膝脚踩在椅子上，左腿站立，脚踩地面，右手扶住椅子背的高处。

★ Step2：上半身挺胸收腹，慢慢弯曲左腿，弯曲20次左右换腿。

● **方法十一：把腿搬起来**

【瘦身重点】小腿、大腿

【动作分解】

★ Step1：站在椅子后侧，左手扶住椅子背的最高处，右腿的小腿用力从身体的后边向上抬起，右手拉住右脚的脚踝。

★ Step2：上半身向前倾，右手用力向上搬右腿，停留20秒后放下，做20次左右。

★ Step3：换腿和手，重复以上动作。

● **方法十二：坐踮脚尖**

【瘦身重点】小腿、大腿

【动作分解】

★ Step1：坐在椅子的1/3处，双脚触地，两腿并拢，上半身挺直，收腹挺胸，手自然摆放。

★ Step2：拿一本厚书，压在两腿的大腿上，两脚的脚后跟抬起，脚尖触地，做20次左右。

★ Step3：把书放在右腿上，右脚脚尖踮起20次左右后，换左腿。

● **方法十三：交叉压腿**

【瘦身重点】小腿、大腿

【动作分解】

★ Step1：端坐在椅子上，双手自然放在身体两侧，两小腿交叉，两
脚脚尖着地。

★ Step2：上面的腿用力向下压，下面的腿用力向上顶，停留10秒钟
后，换腿，呼吸要正常均匀。

● **方法十四：晃动双腿**

【瘦身重点】小腿、大腿

【动作分解】

★ Step1：端坐在椅子上，上半身挺直，双手自然摆放在身体两侧，
双腿自然垂于地面。

★ Step2：将小腿抬起，到大腿与地面平行，然后放下，这样前后晃
动双腿，坚持这个动作5分钟左右。

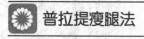 **普拉提瘦腿法**

● **方法一：后置支撑**

【瘦身重点】大腿后侧

【动作分解】

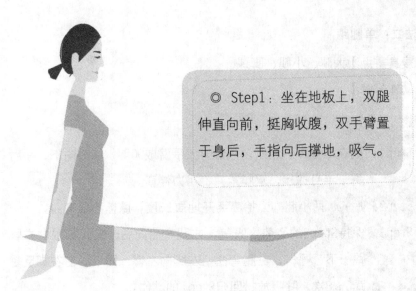

◎ Step1：坐在地板上，双腿伸直向前，挺胸收腹，双手臂置于身后，手指向后撑地，吸气。

后置支撑-1

◎ Step2：手用力撑地，呼气，臀部用力向上提起，离开地面，脚尖向前绷直。

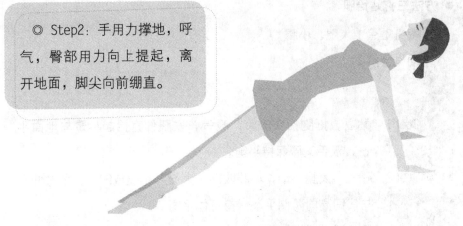

后置支撑-2

★ Step3：吸气，继续向上提高臀部，使身体绷成一条笔直的斜线。保持这个动作10 秒。呼气回到Step1，重复以上动作5分钟左右。

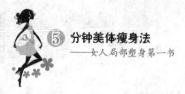
● **方法二：单腿踢**

【瘦身重点】大腿、小腿、脚踝

【动作分解】

★ Step1：躺在地板上，屈肘，小臂与大手臂成90°，掌心向下，手肘将上半身撑起，双腿紧并、用力伸直。

★ Step2：呼气，两小腿向上抬高离开地面15度，膝盖不要弯曲。

★ Step3：保持Step2的姿势。吸气，右腿弯曲向后，右脚脚跟向右臀踢一下；呼气，左腿弯曲，左脚向左臀一踢下。左右脚反复踢6～8次，呼吸放松回归Step1的动作。

● **方法三：站抬腿**

【瘦身重点】大腿、小腿

【动作分解】

★ Step1：站立，挺胸抬头收腹，吸气，左腿伸直抬起尽量与地面平行，双手叉腰保持平衡。

★ Step2：呼气，大腿不动，小腿收回，大腿与小腿成90°，手臂伸开与肩同高向两侧平举保持身体平衡。

★ Step3：换腿重复以上动作。

● **方法四：双腿伸展**

【瘦身重点】大腿、小腿

【动作分解】

★ Step1：仰面躺在地板上，双腿屈膝抬起，大腿与地面垂直，小腿自然向下，肩膀和头向上抬起，离开地面，双手向前够到小腿处。

★ Step2：双手用力向后，在头后方处向上伸展，与地面成45°，腿伸直也用力向上方伸展，同样与地面呈45°，坚持10秒左右，放下，然后重复以上动作。

● **方法五：侧身双抬腿**

【瘦身重点】大腿、小腿

【动作分解】

★ Step1：向右侧卧在地板上，右臂屈肘把手枕在脸下，左手在身前伸直撑地。双腿伸直，左腿在右腿的上面。

★ Step2：保持呼吸，左手用力撑地，双腿用力抬离地面，然后放下，做10次左右。

★ Step3：换侧重复以上动作。

● **方法六：仰卧提腿**

【瘦身重点】大腿、小腿

【动作分解】

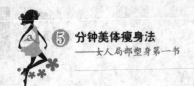
★ Step1：仰面朝上，双手伸直撑起上半身，手指向前，两腿向前伸
直贴在地面上。

★ Step2：双手用力撑地，右腿伸直向上抬起，臀部提高保持3秒。

★ Step3：换侧重复以上动作5分钟左右。

● **方法七：腿侧踢**

【瘦身重点】大腿、小腿

【动作分解】

★ Step1：身体向左侧卧在地板上，左臂弯曲，大手臂与地板紧贴，
小手臂竖起左手支撑住头部，左腿伸直放在地面上，右腿
伸直与左腿交叉放在左腿的前面，脚尖触地。

★ Step2：收腹吸气，左腿和上半身固定不动。右腿画弧线向上抬起，
右脚脚趾指向天花板，然后右腿在身后方向放下，与地面大
约平行保持1秒，呼气放下，回归Step1的姿势，重复练习
10次左右。

★ Step3：换侧和腿重复以上动作5分钟左右。

● **方法八：腿划圈**

【瘦身重点】大腿、小腿

【动作分解】

★ Step1：双膝跪地，双手伸直撑在地板上，上半身弯腰向前与地面
平行。

★ Step2：保持上身和手臂固定不动，腹部收紧。左腿姿势不变，右腿
伸直向后、向上抬起，与地面平行，并小幅度画圈，顺时针
划6圈，逆时针画6圈。

★ Step3：换另一条腿重复以上动作5分钟左右。

● **方法九：髋伸展**

【瘦身重点】大腿、小腿

【动作分解】

★ Step1：站立，左腿与右腿交叉，右脚从体前穿过左脚，放在左脚
的左侧，手臂自然下垂。

★ Step2：脚尖用力点地，右手臂伸直向上举起，手指指向天空，左
手放在左侧腰间。

★ Step3：缓慢深长地呼吸，上半身向身体左侧弯曲，右侧髋轻微地
向外突出，右大腿有被伸拉感，保持这个动作30秒钟。

★ Step4：换侧和手臂重复以上动作5分钟左右。

● **方法十：伸臂下蹲**

【瘦身重点】大腿、小腿

【动作分解】

★ Step1：双腿叉开，比肩要宽，脚尖朝斜前方，双臂交叉伸直紧贴
耳朵向上指天空，同时要注意吸气。

★ Step2：呼气，臀部下蹲至半蹲，然后站起，重复以上动作5分钟
左右。

● **方法十一：张腿侧压**

【瘦身重点】大腿、小腿

【动作分解】

★ Step1：坐在地板上，两腿大幅度打开，脚跟着地，上半身挺直，
收腹挺胸同时注意吸气。

★ Step2：左手叉腰，右手伸直用力向上举，呼气，上半身向身体左侧
倾斜侧压。

★ Step3：下半身姿势不变，换手臂换侧重复以上动作5分钟左右。

● **方法十二：仰卧提臀**

【瘦身重点】大腿

【动作分解】

★ Step1：面朝上躺在地上，眼睛朝上方看，手掌朝下，双手自然放
在身体两侧，屈膝，脚跟向臀部靠近，全脚着地，收腹，
上半身伸直。

★ Step2：吸气时臀部用力向上抬起，离开地面，大腿、腹部、臀部呈
一斜线；呼气时身体放下。重复以上动作5分钟左右。

● **方法十三：侧卧踢腿**

【瘦身重点】大腿、小腿

【动作分解】

★ Step1：身体向左侧躺下，左臂弯曲手放在脸下，右臂自然弯曲放
在胸前手掌支撑身体。左腿90°向前贴地，吸气，右腿向前
方踢出，与上半身尽量呈90°，不要触地。

★ Step2：收呼气，右腿收回向后踢90°，注意膝盖不要弯曲，脚不要
触地，反复做10次。

★ Step3：换侧和腿重复以上动作5分钟左右。

● **方法十四：内侧抬腿**

【瘦身重点】大腿、小腿

【动作分解】

★ Step1：身体右侧躺在地上，右手臂屈肘支撑头部，左手自然弯曲
支撑在身体的前侧，左腿屈膝放在右腿大腿前方，右腿伸
直贴在地上。

★ Step2：吸气，右腿伸直向上抬起，呼气时放下，重复14次。

★ Step3：换侧和左腿重复以上动作，交叉做5分钟左右。

● **方法十五：剪刀踢腿**

【瘦身重点】大腿、小腿

【动作分解】

★ Step1：仰面平躺在地板上，双臂伸直自然放在身体两侧，手掌向下。

★ Step2：手掌用力支撑身体，伸直双腿用力向上抬起尽量与地面垂直，两腿在空中呈剪刀形前后交叉，注意配合呼吸，以14次为一组，重复以上动作5分钟左右。

 ## 运动瘦腿法

● **方法一：橡皮筋深蹲**

【瘦身重点】大腿

【需要器材】橡皮筋一根

【动作分解】

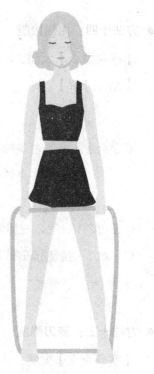

◎ Step1：自然站立，两腿分开同宽或略宽于肩，踩住橡皮筋，上身正直手握橡皮筋。

橡皮筋深蹲-1

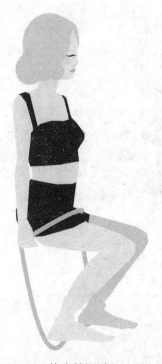

◎ Step2：下蹲到大腿几乎与地面平行，上半身挺胸收腹，然后站起，30个为一组，运动3组左右。

橡皮筋深蹲-2

● **方法二：跳绳瘦腿**

【瘦身重点】大腿、小腿

【需要器材】跳绳一根

【动作分解】

★ Step1：一腿在前一腿在后交替抬高跳20次，在跳的过程中脚尖要先落地，锻炼小腿肌肉。

★ Step2：双腿并拢，双脚齐跳50次。

★ Step3：一腿弯曲抬起，单腿跳，跳20次左右换腿。

★ Step4：两脚分开，齐腿跳，50次。

★ Step5：向后轮跳绳，重复以上四步的动作。

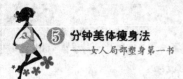
● **方法三：爬楼梯瘦腿法**

【瘦身重点】大腿、小腿

【动作分解】

★ Step1：抬头挺胸收腹，上半身挺直，一次爬两个台阶，并且要注意脚尖先落地。

★ Step2：爬完楼梯后要注意做腿部的拉伸运动。

● **方法四：快走瘦腿法**

【瘦身重点】大腿、小腿

【动作分解】

★ Step1：左收腹抬头挺胸，直视前方，手臂前后自然摆动，脚后跟先落地。

★ Step2：可以小步快走和大步快走相结合，这样既能锻炼小腿肌肉又能锻炼大腿肌肉。

● **方法五：慢跑瘦腿法**

【瘦身重点】大腿、小腿

【动作分解】

★ Step1：慢跑前要做好热身运动，尤其是腿部的拉伸运动。

★ Step2：在跑步过程中注意用鼻子呼吸，脚后跟先落地，手臂弯曲自然前后摆动。

★ Step3：运动过程中可以适当做高抬腿慢跑和正常慢跑交替进行。

★ Step4：运动后依然要注意做好腿部的伸展运动，比如压腿等放松肌肉的方法。

★ Step5：还要用热水浸泡小腿，增加血液循环，然后由下往上按摩小腿或轻轻拍打。

● **方法六：骑自行车瘦腿法**

【瘦身重点】大腿、小腿

【动作分解】

★ Step1：上半身要注意挺直，收腹挺胸。

★ Step2：在骑自行车的过程中可以采用脚尖向前、脚尖向内、脚尖向外等方法交替进行。

 哑铃瘦腿法

● **方法一：抬腿**

【瘦身重点】大腿、小腿

【动作分解】

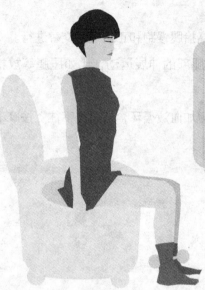

◎ Step1：坐在沙发上，上半身挺直，收腹挺胸，两脚踏地，将哑铃夹在两脚脚踝之间。

抬腿-1

◎ Step2：吸气，双腿夹住哑铃慢慢向上抬起，直到与大腿成一条直线，停留1秒钟；呼气，慢慢放下。重复这个动作5分钟左右。

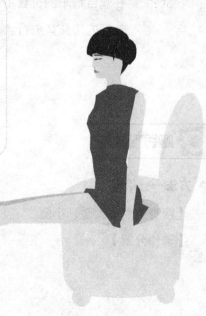

抬腿-2

● **方法二：下蹲**

【瘦身重点】大腿、小腿

【动作分解】

★ Step1：自然站立，双手握哑铃自然置于身体两侧，挺胸抬头收
　　　　　腹，左腿向前迈出一步。

★ Step2：上半身挺直，屈膝下蹲，直到后面的腿的膝盖与地面几乎
　　　　　接触，前面的腿大腿小腿呈90°，做20次下蹲后换腿。

● **方法三：侧卧踢腿**

【瘦身重点】大腿、小腿

【动作分解】

★ Step1：向右侧卧于地面，右手屈肘支撑头部，左手握哑铃平放
　　　　　在左腿上，左腿负重哑铃慢慢抬起，尽可能抬高，重复
　　　　　20次。

★ Step2：换侧和腿重复以上动作5分钟左右。

● **方法四：宽式深蹲**

【瘦身重点】大腿、小腿

【动作分解】

★ Step1：两脚分开比肩要宽，站立，双手伸直持哑铃平举，与肩同高，上半身挺直，收腹。

★ Step2：吸气下蹲，臀部要高于膝盖，呼气站起，重复这个动作5分钟左右。

● **方法五：单腿下蹲**

【瘦身重点】大腿、小腿

【动作分解】

★ Step1：在身体后面放一个与膝盖同高的板凳，双手持哑铃，一条腿向后伸，把脚面放在板凳上，上半身挺直，收腹挺胸。

★ Step2：呼气，上身直立慢慢下蹲，到前腿大腿与小腿几乎成90°为止，吸气慢慢站立，重复这个动作15次左右。

★ Step3：换腿，重复以上动作。

● **方法六：侧压腿**

【瘦身重点】大腿、小腿

【动作分解】

★ Step1：自然站立，两脚分开与肩略宽，手持哑铃放在身体两侧，上身直立，收腹挺胸。

★ Step2：下蹲，右腿呈弓步，左腿伸直向左侧伸展成一条斜线，身体自然向右小幅度扭转，但不要弯腰，右手姿势不变，左手自然置于身体前面，重复这个动作20次左右换腿。

● **方法七：俯卧抬腿**

【瘦身重点】大腿、小腿

【动作分解】

★ Step1：趴在较窄的单人床或健身床上，双手抱住床的两边，固定身
体，上半身及大腿贴在床上，小腿下垂，双脚夹住哑铃。

★ Step2：小腿夹住哑铃用力向上抬起，到与地面平行，再慢慢放
下，重复这个动作5分钟左右。

● **方法八：踮脚**

【瘦身重点】大腿、小腿

【动作分解】

★ Step1：坐在椅子或沙发上，两脚分开与肩同宽，两脚下踩一高
10cm的物体，大腿上放一哑铃。

★ Step2：做脚尖踮起、落下的动作30次左右。

★ Step3：做脚后跟踩物体的动作，30次左右。

 脚踝活动法

● **方法一：脚踝伸展运动**

【瘦身重点】大腿、小腿

【动作分解】

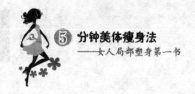
◎ Step1：双脚并拢站立，上半身挺直，挺胸收腹，一只手伏在墙上或椅子背上。

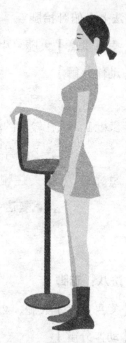

脚踝伸展运动-1

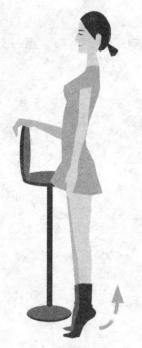

脚踝伸展运动-2

◎ Step2：慢慢踮起脚尖，扶墙壁的手保持身体的平衡，停留10秒钟，然后慢慢落下，重复这个动作10次左右。

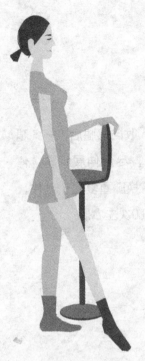

脚踝伸展运动-3

◎ Step3：放下双脚后，伸出一条腿，要伸直，用脚尖画圆圈，顺时针和逆时针方向各画5次后换脚，用同样的方法转动脚踝。

◎ Step4：收回双腿后，脚尖绷直向前伸出一条腿，拉伸大腿小腿肌肉，停止5秒钟后放下，重复10次左右，换腿做同样的动作。

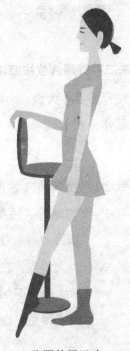

脚踝伸展运动-4

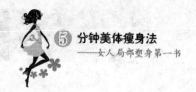

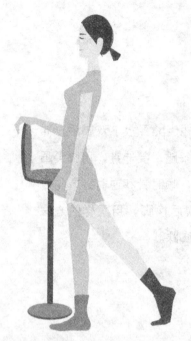

脚踝伸展运动-5

◎ Step5：收回双腿后，一条腿向后退一步，尽量伸展脚筋，停留5秒钟后，换腿重复这个动作，双腿分别做10次左右。

● **方法二：脚踝穴位按摩法**

【瘦身重点】大腿、小腿、脚踝

【动作分解】

★ Step1：找解溪穴。在脚踝关节的正前方的中心位置，两根筋之间的地方。按摩刺激这个穴位，可加快新陈代谢，有效消除脚踝浮肿，使双腿和脚踝变得更纤细。

★ Step2：找太溪穴。在脚踝的内侧，大圆踝骨后方的凹陷处，按摩刺激太溪穴可加快新陈代谢，有效消除脚踝浮肿，使双腿和脚踝变得更纤细。

★ Step3：按摩穴位的方法。坐在椅子或者沙发上，把左脚抬起放在右大腿上，用右边的手的大拇指和示指分别按压太溪穴和解溪穴，左手与左脚趾相扣，前后扳动脚掌20次左右，换脚重复以上动作。

● **方法三：日常习惯瘦脚踝**

【瘦身重点】大腿、小腿、脚踝

【动作分解】

★ Step1：刷牙的时候：两腿分开站立，一边刷牙一边慢慢抬起脚后跟，停留1~2秒后放下，这样可以锻炼小腿肌肉和脚踝。

★ Step2：躺着敷脸的时候：头下不放枕头仰卧，膝盖微微弯曲，两腿并拢，脚尖绷直，然后伸直双腿慢慢向上抬起。停止1分钟左右，放下双腿，还可以把双手放下腰下，这样比较省力。反复做5次左右。

★ Step3：坐着看书的时候：双腿伸直，双腿并拢用力抬起，到大腿与小腿成一条直线，两脚脚尖交叉，用力互压，坚持5秒钟左右，脚的位置互换，重复这个动作。

● **方法四：特殊训练脚踝**

【瘦身重点】大腿、小腿、脚踝

【动作分解】

★ Step1：坐下，手抓住脚尖，手部用力转动脚关节，顺时针和逆时针各转15次。

★ Step2：练习用脚趾写字或者画圈，以活动脚踝。

★ Step3：坐在地上，两脚并拢，脚后跟着地，脚趾翘起，脚尖用力向脚心方向弯曲，停留5秒钟左右，重复15次，然后脚尖用力向上翘起，停留5秒钟后重复15次。

★ Step4：用手指压脚踝的四周，或者拍打四周，使脚踝放松。

 妙招瘦腿法

● **方法一：泡脚瘦腿法**

【瘦身重点】大腿、小腿、脚踝

【动作分解】

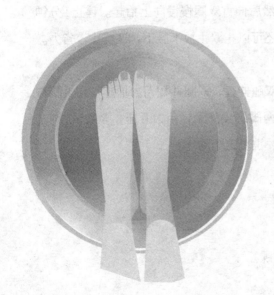

◎ Step1：每天坚持用脚能承受的温度的热水来泡脚，每次最少泡10分钟，感觉水凉后续加热水。

泡脚瘦腿-1

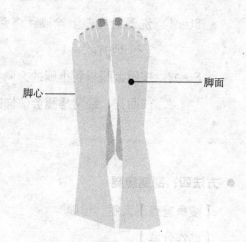

脚心——— ———脚面

◎ Step2：泡脚后，用手搓一搓脚面和脚心，轻轻拍打大腿和小腿。

泡脚瘦腿-2

● **方法二：生姜水泡澡瘦腿**

【瘦身重点】大腿、小腿、脚踝

【动作分解】

★ Step1：将生姜捣碎，或者把捣碎的生姜放入热水中煮开，倒入泡澡的热水中。

★ Step2：进入澡盆泡澡但是水不能超过胸部。

★ Step3：泡澡后可对双腿进行轻轻拍打。

● **方法三：搓腿**

【瘦身重点】大腿、小腿

【动作分解】

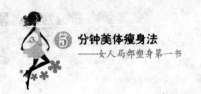
> ★ Step1：洗澡时在腿上涂满沐浴露，把一条腿架在与腰差不多高的一个地方。
>
> ★ Step2：按照大腿根到小腿的方向搓腿，再按照小腿到大腿根的方向往回搓，经常搓腿会使你的腿变成纤纤玉腿。

● **方法四：刮腿瘦腿**

【瘦身重点】大腿、小腿

【动作分解】

> ★ Step1：在腿上涂满乳液或者精油之后，用一只牛角的刮痧板，按照穴位从上到下刮腿，刮的时候要用力并且快。
>
> ★ Step2：先刮左腿后刮右腿，刮完后不要碰冷水。

● **方法五：敲胆经瘦腿法**

【瘦身重点】大腿、小腿

【动作分解】

> ★ Step1：找胆经——裤子外侧线由大腿到膝盖处，可按揉环跳、风市、中渎、膝阳关四个穴位，并不要求很正确的穴位。
>
> ★ Step2：正常用力敲打胆经，敲4下为一次，左右两腿都要敲，有时间就可以敲。

第四章
"小腹婆"不是谁都可以当

5分钟收缩小腹

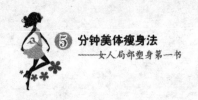

关于瘦腹

本章专门讲述收缩小腹的方法，它最大的好处是：通过各种运动方法，有针对性的收缩小腹，让你想当"小腹婆"都不容易。你坐在沙发上休息的时候，坐在椅子上工作的时候，甚至是最平常的起床、呼吸的时候，都是不容我们错过的缩腹时机，只要几个简单的动作就能让我们的小肚子变得平坦结实，让收缩小腹不再成为负担。只要每天5分钟我们就可以向"小腹婆"挥手告别了。不过，这一章节的运动涉及的方法较多，因此在锻炼之前我们必须了解有关注意事项：

（1）运动时间、地点可以自由选择，我们可以在办公室、床上等随时随地的练习，如果是饭后要半小时后再进行练习。

（2）在练习之前可以可以适当的简单做一下热身，比方说原地跑、活动手腕、脚腕等。

（3）学习者要根据自身的体质安排锻炼的时间、频率、强度，不可操之过急，初次锻炼者可以锻炼的时间短一些，以后逐渐加长，病患者要在医生的指导下练习，如果在运动过程中出现不适，要及时停止锻炼。

（4）运动前进食，要吃一些易于消化的食物，运动后要吃一些高能量的食物，但运动后不要立即进食，如果出汗较多要注意补充水分，晚上不要加餐吃得太多。

（5）运动时要选择舒适的衣服和鞋子，而且要及时清洗，最好不要佩戴饰物；在日常生活中最好不要穿低腰裤，这样容易使肚子凸起、内脏下垂。

（6）选择沙发、椅子等辅助器材时要把这些东西固定好，以免受伤。

（7）不管什么运动关键是在坚持，千万不要半途而废，坚持才是最后的胜利。

脏器提升法

● **方法一：仰卧伸展**

【瘦身重点】腹部

【动作分解】

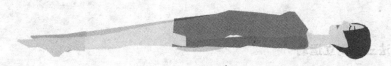

仰卧伸展-1

◎ Step1：在腰下方靠臀部的位置放一个垫子，仰面躺在床上，双腿和双臂自然摆放。

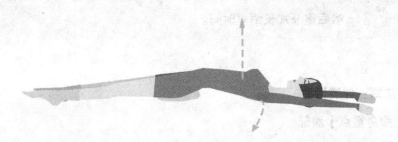

仰卧伸展-2

◎ Step2：双臂伸直用力向后伸展，双腿也用力伸直，保持这个动作5分钟，这个动作可以使胸腔往上移动从而缩小腹部。

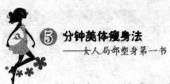
● **方法二：扩胸运动**

【瘦身重点】腹部

【动作分解】

★ Step1：站立，双腿和双臂自然摆放。

★ Step2：双臂抬起在胸前弯曲与肩同高，再向后伸展做扩胸运动，这样可以提升内脏和防止乳房下垂。

● **方法三：倒立运动**

【瘦身重点】腹部

【动作分解】

★ Step1：面对墙壁站立，左腿在前，右腿在后，双臂自然摆放。

★ Step2：双手朝下伏地，下半身向上翻起，这个动作要快，双脚贴在墙上，头朝下，可以根据自身情况一开始坚持时间短一些，然后逐渐加长倒立时间。

● **方法四：伸展运动**

【瘦身重点】腹部

【动作分解】

★ Step1：站立，两腿可以自然分开，双臂自然摆放在身体两侧。

★ Step2：双臂向上举，抬头挺胸，头向后仰，腹部肌肉有被拉伸的感觉，内脏也能提升。

● **方法五：深呼吸**

【瘦身重点】腹部

【动作分解】

★ Step1：坐姿或者站立，双手自然摆放在身体两侧，腿自然摆放。

★ Step2：深呼吸，用力收紧向上提升腹部，尽最大努力坚持，呼气时慢慢放松。

✿ 椅子瘦腹法

● **方法一：坐姿蹬车**

【瘦身重点】腹部

【动作分解】

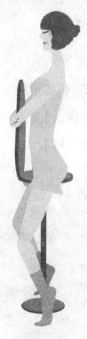

◎ Step1：倒坐在椅子的边上，面朝椅子背，双臂向前弯曲抱住椅子背，放松地弓背塌腰，腹部要尽量地接近椅子面。

坐姿蹬车-1

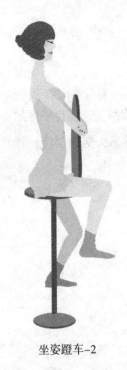

坐姿蹬车-2

◎ Step2：双腿做空蹬自行车的动作，要求一腿在上一腿在下，脚越低越好但不要接触地面，在上面的腿越高越好，每天重复5分钟左右。

● **方法二：坐姿抬腿**

【瘦身重点】腹部

【动作分解】

★ Step1：倒坐在椅子的边上，面朝椅子背，双臂向前弯曲抱住椅子背，放松地弓背塌腰，腹部要尽量地接近椅子面。

★ Step2：双腿同时向上抬高，在同时向下伸展，腹部和胃部有收缩的感觉，每天重复5分钟。

● **方法三：坐姿转体**

【瘦身重点】腹部

【动作分解】

★ Step1：端坐在椅子的1/3处，双腿并拢双脚平放，挺胸收腹，双臂
屈肘在前与肩同高，示指交叉掌心向下。

★ Step2：手臂抬平，上半身慢慢向左转，再慢慢收回，做20次后换
右侧。

★ Step3：手臂下放，自然摆放在身体两侧，脸朝正面，上半身向左侧
倾斜，做20次后换右侧。

● **方法四：骆驼式**

【瘦身重点】腹部

【动作分解】

★ Step1：端坐在椅子的1/3处，双腿并拢，两脚平放，双臂自然摆放
在身体两侧，挺胸抬头收腹。

★ Step2：双手往后靠住椅子背，吸气，上半身向后靠住椅子背部，
挺胸抬头后仰，腹部肌肉有被拉伸的感觉然后慢慢吐气，
重复这个动作5分钟。

● **方法五：后视式**

【瘦身重点】腹部

【动作分解】

★ Step1: 端坐在椅子的1/3处，双腿并拢，双手自然摆放在身体两侧，挺胸抬头收腹。

★ Step2: 右腿放在左腿上，膝盖处重合，左手握住右腿膝盖，右手向后扶住椅子背部左侧。

★ Step3: 上半身向后向右弯曲，眼睛向后看，停留5秒后收回，换侧，交替重复。

● **方法六：抱头侧弯式**

【瘦身重点】腹部

【动作分解】

★ Step1: 端坐在椅子的三分之一处，双腿并拢双脚着地，两手十指相扣向后抱住后脑勺，手肘向上提高。

★ Step2: 背部挺直上半身向右侧弯，停留3～5秒后，立起，然后换侧，交替重复5分钟左右。

● **方法七：椅后猫式**

【瘦身重点】腹部

【动作分解】

★ Step1：距离椅子背后方一大步站立，双脚分开与肩同宽，挺胸抬头收腹。

★ Step2：双手向前扶住椅子背的两端，弯腰向前，背部和腰部下压，头向上抬，停留3～5秒后。

★ Step3：站立后，双臂伸直用力向后，上半身向后仰，双脚保持身体平衡，交替重复以上动作5分钟。

● 方法八：坐姿踢腿

【瘦身重点】腹部

【动作分解】

★ Step1：端坐在椅子的1/2处，双臂伸直放在椅子两侧，双手扶住椅子的两边，挺胸抬头收腹。

★ Step2：腹部用力，将双腿弯曲向上提起膝盖，向胸部方向靠拢，达到极限停留5秒钟，再慢慢放下，反复重复这个动作。一开始如果感觉双腿抬起难度大，可以单腿抬起。

● 方法九：仰卧抬身

【瘦身重点】腹部

【动作分解】

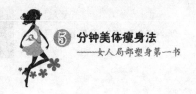
★ Step1：上半身躺在地面上，将小腿的1/2放在椅子面上，大腿与小腿成90°，双臂伸直向上，手指指向天空，吸气，吐气时双手向上伸展，带动头部和肩膀抬离地面。

★ Step2：上半身躺在地面上，将左腿的1/2放在椅子上，右腿弯曲将小腿放在左大腿上，左臂弯曲放在后脑勺上，右手手心贴在肚子上，吸气，吐气的时候上半身向左上方慢慢抬起，做15次后换侧做15次。

★ Step3：上半身躺在地面上，双腿伸直斜靠在椅子上，与地面约成45°，双臂伸直自然摆放在身体两侧，吸气，吐气时腹部用力将双腿向上抬起，脚尖绷紧，让大腿与地面垂直，停留5秒后放下，反复重复这个动作15次。

● **方法十：椅上支撑**

【瘦身重点】腹部

【动作分解】

★ Step1：坐在椅子的1/3处，双脚分开与肩同宽放在椅子前一步处，双臂自然下垂手掌贴在椅子面上，手指朝后，挺胸收腹。

★ Step2：吸气，手撑椅子，臀部抬起离开椅子，上半身和头向后仰，腹部收紧，停留5秒钟放下，反复这个动作5分钟。

沙发瘦腹法

● **方法一：沙发后仰**

【瘦身重点】腹部

【动作分解】

◎ Step1：浅坐在沙发上，双臂和双腿自然摆放，挺胸抬头收腹。

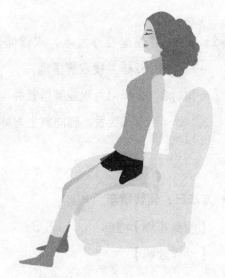

沙发后仰-1

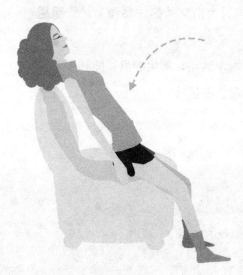

◎ Step2：吸气身体慢慢向后仰，但不要靠在沙发上，呼气，慢慢收回，反复重复这个动作5分钟。

沙发后仰-2

● **方法二：屈膝踢腿**

【瘦身重点】腹部

【动作分解】

★ Step1：浅坐在沙发上，双臂伸直向后支撑身体，手指指向两侧，双腿并拢双脚落地。

★ Step2：腹部用力双腿膝盖紧并向上提，脚尖绷紧向下，反复这个动作20次后，腿向斜上方伸直，停留5秒钟收回。

● **方法三：侧转蹬车**

【瘦身重点】腹部

【动作分解】

★ Step1：坐在沙发上，双臂弯曲向后十指交叉抱住后脑勺，双腿屈膝，双脚放在沙发上。

★ Step2：腹部用力双腿一前一后做蹬车运动；脚尖绷直，腿和脚不要落地，同时，双手抱头向左、右扭转。

● **方法四：腰部伸展**

【瘦身重点】腹部

【动作分解】

★ Step1：浅坐在沙发上，右手向右侧伸出扶在沙发上，左手伸直向
上延伸，挺胸抬头。

★ Step2：吸气，身体向右倾斜，但臀部不要离开沙发，呼气，慢慢
恢复，重复这个动作20次后换侧。

● **方法五：左右扭转**

【瘦身重点】腹部

【动作分解】

★ Step1：浅坐在沙发上，双腿双脚并拢，右臂弯曲向上，右手放
在左肩下方，左手与右手交叉放在右肩下方，抬头挺胸
收腹。

★ Step2：腰部向左右两侧扭动，但是不要弯腰，保持脊柱挺直，左
右扭动5分钟。

● **方法六：腿部伸展**

【瘦身重点】腹部

【动作分解】

★ Step1：浅坐在沙发上，双臂伸直向上，两手掌心相对，双腿和脚
自然摆放，挺胸收腹。

★ Step2：吸气，腹部收紧，右腿小腿抬起来与地面平行，呼气慢慢放
下；重复20次后换腿，交替重复5分钟。

● **方法七：仰卧提臀**

　　【瘦身重点】腹部

　　【动作分解】

★ Step1：上半身平躺在地面上，双膝自然弯曲，脚掌放在沙发边缘，手臂伸直手掌贴地，然后吸气。

★ Step2：吐气时，臀部用力向上抬起，从膝盖到肩部成一条与地面成90°的斜线，反复这个动作5分钟左右。

● **方法八：仰起触脚**

　　【瘦身重点】腹部

　　【动作分解】

★ Step1：上半身平躺在沙发前的地面上，将小腿全部放在沙发上，双臂自然摆放在身体两侧。

★ Step2：腹部用力上半身抬起，双臂向前伸展，双手用力去触碰脚面，然后放下，反复重复这个动作5分钟。

起床瘦腹法

● **方法一：扭腰运动**

　　【瘦身重点】腹部

　　【动作分解】

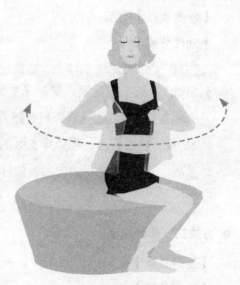

◎ Step1：坐在床上，穿上衣的时候，上半身向左右扭转，扭转10次以上。

扭腰运动-1

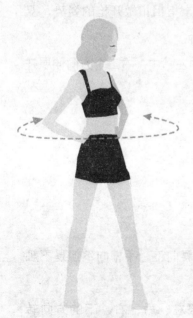

◎ Step2：站在床上，穿好裤子以后，双手叉腰，两腿与肩同宽分开，上半身挺直向左右扭转10次以上。

扭腰运动-2

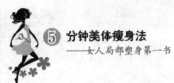
● **方法二：伸懒腰**

【瘦身重点】腹部

【动作分解】

★ Step1：躺在被窝里，要起床的时候，双臂用力向上伸展，做伸懒腰的动作，背部和腹部肌肉会被收紧。

★ Step2：坐在床上，准备穿衣服的时候，双臂用力向上向后伸展，头和上半身用力向后，做伸懒腰的动作几次，然后再起床。

● **方法三：仰卧起坐**

【瘦身重点】腹部

【动作分解】

★ Step1：躺在被子上，双手向上伸直，十指相扣做开枪的姿势，双腿分开与肩同宽屈膝，双脚着地。

★ Step2：上半身抬起做仰卧起坐，手臂向左、中、右三个方向伸展开枪，不断重复5分钟。

● **方法四：轮转上半身**

【瘦身重点】腹部

【动作分解】

★ Step1：双腿分开与肩同宽，上半身弯腰向下，手臂向下但是不触碰地面。

★ Step2：上半身抬起，抡起手臂，按照左、后、右、下的方向转圈，然后换侧，在这个过程中腿成弓步，交替重复5分钟。

● **方法五：四肢张开**

【瘦身重点】腹部

【动作分解】

★ Step1：坐在床上，双腿放开比肩宽，自然在身体前面，双臂向前在腿部两侧伸开。

★ Step2：腹部收紧，双臂和双腿同时弯曲然后向上张开，像花儿开放一样，反复这个动作5分钟。

● **方法六：起床四步操**

【瘦身重点】腹部

【动作分解】

★ Step1：平躺在床上，双臂弯曲双手交叉放在胸前，上半身紧贴床面，双腿微曲，然后头微微抬起往左侧转动，同时双腿并拢往右移动，然后头往右侧转动，双腿向左侧移动，重复这个10次。

★ Step2：保持平躺的姿势，双手交叉放在后脑勺，双腿微屈双脚着地，然后双手抱头抬起上半身与膝盖靠近，做仰卧起坐10次。

★ Step3：保持平躺的姿势，双手交叉放在后脑勺，双腿弯曲做空蹬自行车的动作，但是脚不要落地，两腿各做10次。

★ Step4：保持平躺的姿势，双手放在腹部，按照顺时针的方向按摩肚子，再按照逆时针的方向按摩，可根据自己的时间调节按摩的长短。

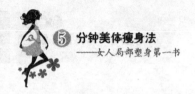
✿ 呼吸瘦腹法

● **方法一：坐姿腹式呼吸**

【瘦身重点】腹部

【动作分解】

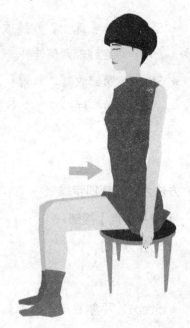

◎ Step1：坐在椅子上，臀部完全放在椅子上，双腿自然摆放，双臂自然下垂，脊柱要挺直。

◎ Step2：鼻子吸气腹部撑起，胸腔不要打开，吐气，腹部内缩至小腹为止，每次呼吸3～5分钟，每天5次以上。

坐姿腹式呼吸-1、2

● **方法二：站姿腹式呼吸**

【瘦身重点】腹部

【动作分解】

★ Step1：站姿，双脚分开与肩同宽，双臂伸直自然下垂，脊柱挺直。

★ Step2：鼻子吸气腹部撑起，胸腔不要打开，吐气，腹部内缩至小腹为止，每次呼吸3～5分钟，每天5次以上。

● 方法三：仰卧呼吸法

【瘦身重点】腹部

【动作分解】

★ Step1：躺在地板或者床上，脖子或者脊椎自然放松，手可以放在肚子上感受呼吸时腹部的运动。

★ Step2：慢慢吸气5拍，再慢慢吐气5拍，腹部收缩，上半身慢慢抬起再放下，反复这个动作。

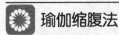 瑜伽缩腹法

● 方法一：前弯式

【瘦身重点】腹部

【动作分解】

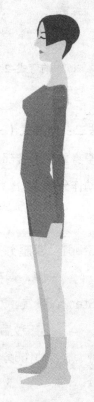

◎ Step1：站立，双脚可分开与肩同宽，双臂下垂自然摆放在身体两侧，挺胸抬头收腹，调整呼吸。

前弯式-1

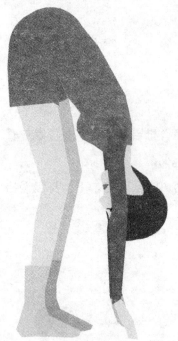

前弯式–2

◎ Step2：呼气，上半身向前弯曲，双腿可以微微弯曲，双手向下触地，如果不能触地可尽力向下，面部靠近膝盖，然后慢慢站起，反复重复这个动作5分钟。

● **方法二：伸展式（一）**

【瘦身重点】腹部

【动作分解】

★ Step1：双腿分开与肩同宽自然站立，双臂自然下垂，挺胸抬头收腹，调整呼吸。

★ Step2：吸气，双手在胸前合十，脊柱用力向上伸展，腹部收紧，坚持5秒后放松，可根据自己的情况加长时间，反复重复这个动作5分钟。

● **方法三：伸展式（二）**

【瘦身重点】腹部

【动作分解】

★ Step1：双腿分开与肩同宽自然站立，双臂自然下垂，挺胸抬头收腹，调整呼吸。

★ Step2：吸气，双臂伸直与肩稍宽用力向上伸展，掌心相对，同时伸展整个身体，感觉身体好像在宇宙中无限延伸，停留到最大限度后放松，重复这个动作5分钟左右。

● **方法四：伸展式（三）**

【瘦身重点】腹部

【动作分解】

★ Step1：双腿分开与肩同宽自然站立，双臂自然下垂，挺胸抬头收腹，调整呼吸。

★ Step2：吸气，脚尖着地，脚后跟抬起，向上伸展胸部，腹部收紧，停留到最大限度后放松，反复重复5分钟。

● **方法五：伸展式（四）**

【瘦身重点】腹部

【动作分解】

★ Step1：双腿分开与肩同宽自然站立，双臂自然下垂，挺胸抬头收
　　　　腹，调整呼吸。

★ Step2：呼气，右腿向后伸展绷紧，左腿屈膝成弓步，双手十指相握
　　　　向上伸展，停留5秒后，放松，然后换腿，交替重复5分钟。

● **方法六：伸展式（五）**

【瘦身重点】腹部

【动作分解】

★ Step1：手臂弯曲，手肘着地，趴在地板上，腹部压在地板上。

★ Step2：吸气，头部和肩部用力向后仰，达到极限后，停留5秒钟，
　　　　放松，反复重复这个动作5分钟。

● **方法七：侧伸展式**

【瘦身重点】腹部

【动作分解】

★ Step1：双腿分开与肩同宽自然站立，双臂自然下垂，挺胸抬头收
　　　　腹，调整呼吸。

★ Step2：吐气，右臂向下，上半身向右侧倾斜，右手指尖着地，左手
　　　　用力向上伸展，脊柱和左侧腹部有被拉伸的感觉，停留5秒
　　　　后站起，然后换侧，交替重复5分钟。

● **方法八：扭转变化式**

【瘦身重点】腹部

【动作分解】

★ Step1：右腿在前弯曲，左腿向后伸展，坐在地板上，上半身挺直，抬头挺胸，调整呼吸。

★ Step2：吐气，左手抓住右脚脚背，右手向后自然摆放，上半身向左右扭转，在极限处停留5秒钟后回正，做5次后换边，反复这个动作5分钟。

● **方法九：磨豆功**

【瘦身重点】腹部

【动作分解】

★ Step1：坐在地板上，双腿在身体前面自然伸直，手臂在腿部上方伸直，平行于地面，并且两手十指相扣握拳。

★ Step2：吸气，上半身挺直，双臂仍然与地面保持平行，上半身向左右扭动，左右都要达到最大限度，反复这个动作5分钟。

✿ 毛巾瘦腹法

● **方法一：仰卧传球**

【瘦身重点】腹部

【动作分解】

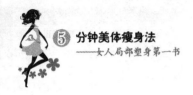

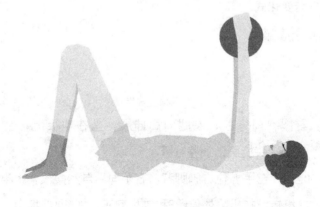

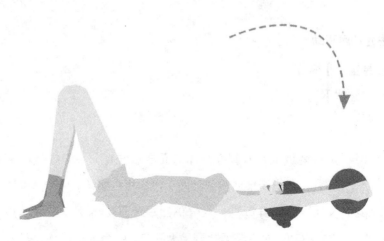

仰卧传球-1

◎ Step1：躺在地板上，双腿屈膝并拢，双脚着地，把毛巾团成球状，双臂伸直用力上举，举到头的后方。

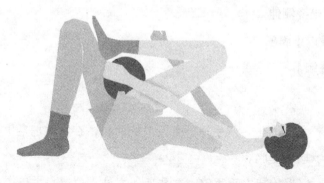

仰卧传球-2

◎ Step2：肩部和头部抬起，手向下移动，一手拿毛巾球，抬起左腿
将毛巾球从左腿下穿过传到另一只手上，做15次左右换
腿和手继续，交替重复以上动作5分钟。

● **方法二：拉伸膝盖**

【瘦身重点】腹部

【动作分解】

★ Step1：躺在地板上，双膝并拢，屈膝，两脚着地，双手握住毛巾
的两端绕过双膝。

★ Step2：头和肩部抬起，用力拉毛巾使双腿膝盖向胸部靠拢，停留到
最大极限放松，反复10次以上。

★ Step3：仰躺姿势，双腿伸直指向天空，上半身用力抬起，双手握
毛巾的两端用力向上举，使双臂和双腿平行，停留5秒后放
松，重复这个动作10次以上。

● **方法三：坐姿侧伸**

【瘦身重点】腹部

【动作分解】

★ Step1：盘腿而坐，双手持一条毛巾的两端，在胸前把毛巾拉直，收腹挺胸。

★ Step2：慢慢抬起右手手臂，在头顶上方伸直右臂，左臂不动，毛巾呈倾斜状态，停留5秒钟。

★ Step3：右手手臂姿势不变，左手向下触地，上半身向左侧倾倒，右侧腹部肌肉有被拉伸的感觉，停留10秒钟后换侧交替重复20次以上。

● **方法四：侧腹弯曲运动**

【瘦身重点】腹部

【动作分解】

★ Step1：两脚分开与肩同宽自然站立，双手握住毛巾的两端，将毛巾扛在颈部后方和肩上，上半身挺直。

★ Step2：左腿膝盖向上抬起，左臂手肘向下，膝盖和手肘相触，上半身向左侧侧伸，但是背部挺直停留5秒钟。

★ Step3：左腿向后迈出一步，与右腿交叉，左脚脚尖触地，上半身向右侧稍稍倾斜，双手依然握住毛巾的两端在颈部后方，停留5秒钟。

★ Step4：换腿，交替重复以上动作5分钟。

● **方法五：前伸侧转**

【瘦身重点】腹部

【动作分解】

★ Step1：两脚分开与肩同宽自然站立，双手握毛巾的两端向上伸直举过头顶，然后上半身向前倾斜，腰部往下压，头要抬起来，坚持10秒钟左右。

★ Step2：双手依然举着毛巾，腰部向左侧弯曲，双手随着腰部向左转动，头依然朝前面，停留10秒钟左右，做15次。

★ Step3：换侧重复Step2的动作，做15次。

★ Step4：和Step2的动作相同，身体尽最大限度的向左侧弯曲，向下达到极限，坚持10秒钟，做15次。

★ Step5：换侧重复Step4的动作，做15次。

★ Step6：回归站立位，双脚叉开与肩同宽，右手拿毛巾下垂伸展，左臂向上弯曲，穿过头部，左手触摸右边耳朵。

★ Step7：向右侧弯曲腰部，右手用力向下伸展，左臂姿势不变，停留10秒钟，做15次。

★ Step8：换侧重复Step7的动作，做15次。

● **方法六：踮脚尖**

【瘦身重点】腹部

【动作分解】

★ Step1：双脚分开与肩同宽站立，膝盖稍微向前弯曲，上半身挺直，将毛巾绕过腰部，两手握住毛巾的两端，拉紧，手臂在身体两侧弯曲手肘成90°。

★ Step2：左腿膝盖向上弯曲提起左脚跟，身体向左转，右手将毛巾向前拉出，手臂伸直。左手肘向后，左边毛巾贴于腰部。

★ Step3：换侧重复Step2，把两个动作连起来，左右交替做5分钟。

● **方法七：左右倾斜**

【瘦身重点】腹部

【动作分解】

★ Step1：两脚分开与肩同宽自然站立，双手握住毛巾的两端向上举过头顶，但是手臂不要伸直，而是弯曲，大手臂与小手臂呈90°。

★ Step2：右腿弯曲向上向右抬起，脚尖向右倾斜，膝盖朝向外面，身体向右膝盖方向弯曲，右手向下拉毛巾，两手手肘依然保持弯曲90°，稍作停留恢复原始位。

★ Step3：换侧重复Step2，把两个动作连贯起来，左右交替做5分钟。

● **方法八：直立旋转**

【瘦身重点】腹部

【动作分解】

★ Step1：两脚分开比肩要宽站立，双臂伸直在胸前握住毛巾的两端，毛巾要绷直。

★ Step2：手臂姿势不变，身体向左边旋转，然后换侧向右边旋转，毛巾高度不变，交替重复5分钟。

 普拉提瘦腹法

● **方法一：俯身举腿**

【瘦身重点】腹部

【动作分解】

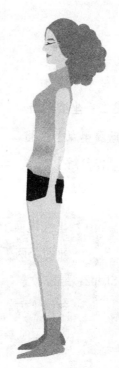

◎ Step1：自然站姿，挺胸抬头收腹。

俯身举腿–1

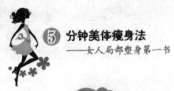

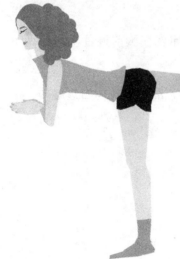

俯身举腿-2

◎ Step2：左腿向后平举，右腿单腿撑地，上半身向前俯身，但是头要抬起来，双臂向下弯曲，大手臂和小手臂呈90°，两手掌心相对停留到最大极限，然后换腿重复。

● **方法二：坐姿平衡**

【瘦身重点】腹部

【动作分解】

★ Step1：坐在地面上，双腿屈膝，双脚着地，双臂向前伸直与地面平行，两手掌心相对。

★ Step2：腹部收紧，上半身慢慢向后仰，同时，小腿抬起来，脚尖指向斜上方，保持身体平衡，停留到最大极限然后慢慢放下来，反复重复这个动作。

● **方法三：T型支撑**

【瘦身重点】腹部

【动作分解】

★ Step1：自然坐在地上，双腿和双臂自然摆放。

★ Step2：身体向左侧，左手臂伸直撑地，臀部离开地面，双脚撑地，右手臂向上伸直，指向天空，身体呈 "T" 字形，收紧腹部，停留到最大极限，放下换侧重复这个动作。

● **方法四：肩部桥式**

【瘦身重点】腹部

【动作分解】

★ Step1：躺在地面上，双腿分开与胯部同宽，双腿屈膝，双脚着地，两臂自然伸直放在身体两侧。

★ Step2：腹部用力向上举起，身体向上弓起呈桥状，双臂在身体下方双手相扣，停留到最大极限，放下，反复重复这个动作。

● **方法五：向后举腿**

【瘦身重点】腹部

【动作分解】

> ★ Step1：站立，双腿和双臂自然摆放。
> ★ Step2：双臂弯曲放在胯部，左小腿向后提起，拉伸腹部，挺胸抬头，坚持到最大极限换腿重复这个动作。

● **方法六：俯卧抬身**

【瘦身重点】腹部

【动作分解】

> ★ Step1：趴在地板上，小手臂完全着地，上半身微微抬起，双腿向后伸直。
> ★ Step2：手臂伸直，将上半身撑起，头和胸部用力向后仰起，停留10秒钟。
> ★ Step3：慢慢放下，面部和肩部要着地，然后慢慢抬起做Step2的动作，反复重复以上动作5分钟。

● **方法七：弓背式**

【瘦身重点】腹部

【动作分解】

> ★ Step1：双臂分开比肩要宽，弓身趴在地面上，上半身与地面平行，双腿跪地，小腿贴在地面上。
> ★ Step2：腰部收紧用力向上弓起，停留5秒钟。

★ Step3：手臂向后，头也向后，腰部向上弓起的程度更大，然后臀部
坐在后脚跟上，面部贴在膝盖上，在这个过程中腹部始终收
紧，手臂在腿的前面，停留10秒钟。

★ Step4：手臂和上半身慢慢向前，恢复起始位。

★ Step5：手臂和头部再向后，腰部弓起，臀部坐在后脚跟上，面部贴
在大腿上，手臂向后伸直在身体两侧，然后慢慢挺直上半
身，手臂自然在身体两侧，身体呈跪坐姿势，反复重复以上
动作5分钟。

● **方法八：足尖不沾地**

【瘦身重点】腹部

【动作分解】

★ Step1：躺在地板上，双臂伸直自然摆放在身体两侧，掌心向下，
膝盖弯曲，大腿与小腿呈90°，小腿与地面平行，腹部收
紧，调整呼吸。

★ Step2：吸气，左腿向下，口里可以喊"下、下"但是脚尖不要碰到
地面，呼气，收回，可以同时喊"上、上"，然后换腿，交
替重复，每条腿做20次。

● **方法九：腿绕圈**

【瘦身重点】腹部

【动作分解】

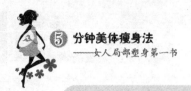
★ Step1：躺在地板上，双腿伸直，双臂伸直自然摆放在身体两侧，抬起左腿伸直指向天空，脚尖绷直，与地面保持垂直，右腿可以弯曲膝盖右脚着地。

★ Step2：收紧腹部，用左腿脚趾划一个小圈，开始画圈的时候吸气，结束的时候吐气，上半身保持不动，做6次后换腿，总共重复5分钟。

● 方法十：踢腿运动

【瘦身重点】腹部

【动作分解】

★ Step1：身体向左侧躺在地上，双腿并拢伸直，左臂弯曲手肘撑地，手托住左侧脸颊，头和肋骨离开地面，右手放在身体的前面保持身体的平衡。

★ Step2：腹部收紧，右腿尽力向前踢，收回来时向后到最大程度，这样为一次，做6次，然后换侧做6次，总共重复5分钟。

● 方法十一：背部旋转伸展

【瘦身重点】腹部

【动作分解】

★ Step1：趴在地板上，手臂弯曲向前，两手一上一下放在额头下方，掌心朝地，双腿分开比肩微宽，腹部收紧。

★ Step2：抬起头部和肩部、胸部，离开地面，向左、右方向转动上半身，共做5分钟。

体操瘦腹法

● **方法一：5步瘦腹操**

【瘦身重点】腹部

【动作分解】

◎ Step1：自然站立，一、二、三、四有节奏地原地踏步，手臂跟随身体做适当的摆动，16拍为一组，做一组，可以在口里用力地喊号，要踏的有节奏感。

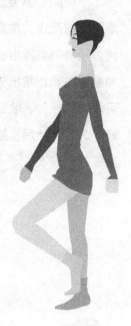

5步瘦腹操-1

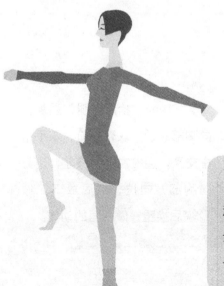

5步瘦腹操-2

◎ Step2：将大腿高高向上抬起，手臂大幅度摆动，身体尽最大限度的左右扭动，16拍为一组，做6组。

165

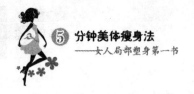
◎ Step3：恢复Step1原地踏步的动作，然后一条腿用力猛地向前踢出去，大腿和腹部绷紧，踢出去的时候可以喊"一"，收回的时候喊"二"，然后换腿，交替重复工作12次。

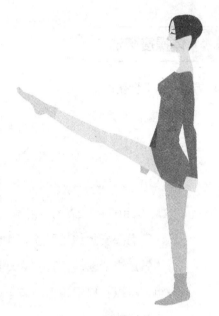

5步瘦腹操-3

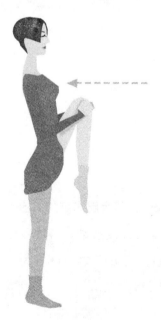

◎ Step4：抬起左腿，屈膝，向胸部靠近，双臂向前，双手十指交叉，握住左腿的膝盖，用力向胸部方向拉，然后放下，做12次后换腿，做相同的动作。

5步瘦腹操-4

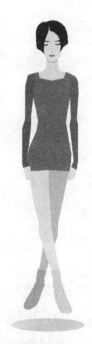

◎ Step5：跳跃动作，将右腿抬起，放下时在左腿的左侧与左腿交叉着地，然后左腿抬起，左右交替共做12次。

5步瘦腹操-5

● **方法二：弓步压腿**

【瘦身重点】腹部

【动作分解】

★ Step1：两脚分开与胯部同宽站立，手臂弯曲，大手臂紧贴在身体两侧，小手臂与大手臂垂直，两手掌心相对。

★ Step2：右脚向前迈出一步，膝盖弯曲呈弓步，手臂随着上半身向右转，然后回复上半身直立的姿势，换侧重复这个动作5分钟。

● **方法三：跳跃运动**

【瘦身重点】腹部

【动作分解】

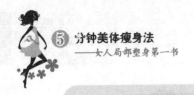
★ Step1：两脚分开与肩同宽自然站立，双臂弯曲，双手叉在腰间，挺胸抬头收腹。

★ Step2：右脚向前踏出，左膝盖用力向上举起，举到臀部的高度，同时右脚向上跳起，落地时，两脚并拢，左右脚重复5分钟。

● 方法四：弓步伸展

【瘦身重点】腹部

【动作分解】

★ Step1：两脚分开与胯部同宽站立，膝盖可以微曲，手臂自然放在身体两侧，挺胸收腹。

★ Step2：左腿向前迈出一步呈弓步，右腿随之弯曲，手臂伸直向下，身体前弯，然后突然收回左腿，手臂由向下变为用力向上伸展，腹部肌肉有被拉伸的感觉，做8次后换腿，重复以上动作。

● 方法五：举手跳跃

【瘦身重点】腹部

【动作分解】

★ Step1：两脚分开与胯部同宽站立，膝盖可以稍微弯曲，双手叉在腰间，挺胸抬头收腹。

★ Step2：左脚向前踏出一步，右腿和左腿同时蹦起，膝盖向上到臀部的高度，手臂也同时伸直在头顶上方上举，落地时两脚并拢，手放回腰间，反复重复这个动作5分钟。

● **方法六：床上瘦腹操**

【瘦身重点】腹部

【动作分解】

★ Step1：平躺在床上，双臂自然摆放在身体两侧，两脚打开与肩同宽，向身体方向勾紧脚尖，向上抬高右腿10cm左右，停留1秒，然后慢慢放下但是脚后跟不能放在床上，保持轻抬的状态，在这个过程中腹部始终要收紧，上半身要挺直，做5次后换左腿做5次。

★ Step2：右腿保持伸直的状态向左上方尽量抬高，但是膝盖不要弓起用力，做7次后换左腿做7次。

★ Step3：依然躺在床上，双腿弯曲，双手向前抱紧膝盖，将双腿膝盖向胸腹部方向拉，同时上半身抬起来，然后慢慢放下，重复这个动作10次。

★ Step4：平躺在床上，双臂弯曲呈90°置于身体后面，小手臂贴地撑起上半身，掌心朝上，左腿膝盖弯曲向腹部靠近，抬起右手臂，用右手手肘去触碰左腿膝盖，然后放下，重复这个动作10次，然后换侧重复10次。

★ Step5：平躺在床上，双腿伸直，双臂伸直指向天空，然后肩部和上半身抬起向左右两侧慢慢扭转，左右各10次。

★ Step6：身体向左侧卧，左手臂弯曲放在头部的下方，眼朝前看，右手臂在胸前撑地，双腿弯曲膝盖朝向腹部，在小腿肚和大腿之间夹上一个靠垫，然后双腿慢慢向上抬起，左右各做20次。

★ Step7：平躺在床上，两腿伸直，脚跟和膝盖并拢。双手叉腰，眼睛看天花板，两腿屈膝并慢慢向胸前位置靠近，最后再慢慢放下并伸直双腿，重复20次。

★ Step8：躺在床上，双脚打开与肩同宽，双臂向头部方向尽力伸直，右腿保持伸直抬起，左手手指与右脚脚尖相触，然后放下，做20次后换腿和手做20次。

★ Step9：平躺在床上，双手伸直摆放在身体两侧，掌心向下。保持上半身不动，双腿并拢屈膝并垂直向上抬起。接着两腿向左侧摆动并贴地，右侧腹部肌肉有被拉伸的感觉为正确，然后屈膝抬起双腿向右侧着地，交替重复20次。

● **方法七：三式瘦腹操**

【瘦身重点】腹部

【动作分解】

★ Step1：坐在地板上，脊柱挺直，双膝弯曲，双脚着地，双臂向前抱住大腿后侧，调整呼吸。

★ Step2：慢慢吸气，将双小腿轻轻抬起，脚尖绷紧，背部和脊柱保持挺直，上半身稍微向后仰，身体重心稍向后，小腿达到与大腿呈一条直线的位置停止，再慢慢放下，重复这个动作15次。

★ Step3：两脚打开与肩同宽站立，双手在胸前合十，然后上半身向身体左侧扭转，下体不动，达到极限后向右侧转，左右重复这个动作20次。

● **方法八：5分钟瘦腹操**

【瘦身重点】腹部

【动作分解】

★ Step1：双腿分开坐在地板上，两腿分开的角度要尽量的大，双臂伸直在头顶上方交叉然后放下在体前交叉，手臂始终保持伸直，在头顶交叉4次，在体前交叉4次。

★ Step2：双臂向上在头顶合十，然后放下去触碰左脚脚腕，同时上半身向前弯曲，直起身后手臂举向头顶然后在向右侧去触碰右脚脚腕，左右各6次。

★ Step3：双腿分开与肩同宽坐在地上，膝盖弯曲，双脚着地，手臂伸直放在身体两侧，然后上半身慢慢向后躺下，肩部触地后直起，手臂伸直去触摸膝盖，重复这个动作，慢慢加大上半身直起的程度，到腹部与大腿相触，做20次左右。

★ Step4：一腿屈膝一腿向上伸直与地面成90°，躺在地面上，双手向后交叉放在后脑勺处，然后上半身慢慢小幅度抬起，逐渐加快速度，做20次后，双手手臂伸直放在身体两侧，加大上半身抬起的程度，尽量让上半身与大腿相触，做20次后，换腿重复。

★ Step5：一条腿屈膝放在地面上，一条腿抬高到另一条腿膝盖的高度，双臂伸直放在身体两侧，做上半身抬起的动作，做20次。

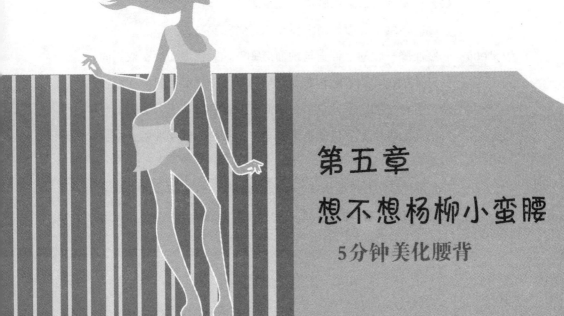

第五章
想不想杨柳小蛮腰

5分钟美化腰背

关于瘦腰美背

　　本章讲述的是专门瘦腰美背的方法，它最大的好处是：通过各种运动方法，有针对性的瘦腰美背，把粗粗壮壮的水桶腰变为迷人的杨柳小蛮腰，或者我们跳一段韵律操，或者跳一段瘦身舞，或者居家、在办公室、在上班的途中我们几个轻松简单的动作，使你瘦身的同时不占用大量的时间，在不知不觉之中达到瘦腰美背的目的。只要你坚持每天5分钟的练习，便可以实现瘦腰美背的愿望了。不过，这一章节的运动涉及的方法较多，因此在锻炼之前我们必须了解有关注意事项：

　　（1）在运动过程中要小心，做好必要的热身锻炼，活动好各个关节，还可以准备护膝、护腕、以免在运动过程中受伤，天热时热身时间可以短一些，天冷时热身时间要长一些。

　　（2）时间可以自由选择，我们可以在办公室、床上等随时随地的练习，如果是饭后要半小时后再进行练习。

　　（3）学习者要根据自身的体质安排锻炼的时间、频率、强度，不可操之过急，初次锻炼者可以锻炼的时间短一些，以后逐渐加长，病患者要在医生的指导下练习，如果在运动过程中出现不适，要及时停止锻炼。

　　（4）运动前进食，要吃一些易于消化的食物，运动后要吃一些高能量的食物，但运动后不要立即进食，如果出汗较多要注意补充水分，晚上不要加餐、吃得太多。

　　（5）运动时要选择舒适的衣服和鞋子，而且要及时清洗，最好不要佩戴饰物。

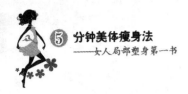

❀ 韵律美背法

● **方法一：双臂画圈**

【瘦身重点】腰、背

【动作分解】

◎ Step1：站立，两脚自然分开，挺胸抬头收腹，双臂同时向左侧伸直，伸展到最大程度。

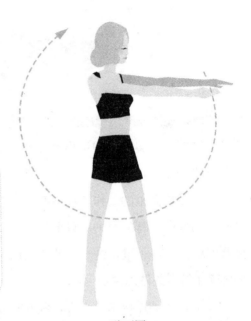

双臂画圈-1

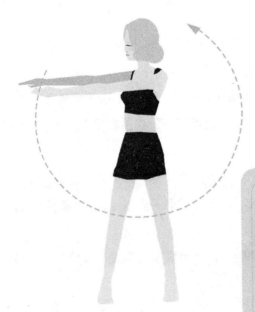

双臂画圈-2

◎ Step2：先按照顺时针方向画圈，再按照逆时针方向最大限度的画圈，然后从右侧开始同样画圈，重复这个动作5分钟左右。

● **方法二：挺胸收臀**

【瘦身重点】腰、背

【动作分解】

★ Step1：站立，手臂自然下垂放在身体两侧，两腿紧并，在两腿膝盖处内侧夹住一本书或者毛巾。

★ Step2：臀部和小腿肌肉收紧上提，挺胸收腹，直到脚尖踮起，坚持5秒钟，一开始练习可以坚持时间短一些，放下，重复这个动作5分钟左右。

● **方法三：弯腰收腹**

【瘦身重点】腰、背

【动作分解】

★ Step1：站立，弯腰双手尽量往下伸展，收腹，腹部用力向上收紧，身体弯成山洞状，停留5秒钟。

★ Step2：站起后呼气，双手举高用力向上伸展，停留5秒钟后，弯腰重复Step1的动作。

★ Step3：Step1和Step2交替进行，5分钟左右。

● **方法四：幻想触墙式**

【瘦身重点】腰、背

【动作分解】

★ Step1：站立，双脚可自然分开，双臂伸直用力向前伸展，仿佛要触摸到远处的墙壁，在这个过程中小腹收紧，脊柱用力向上拉。

★ Step2：停留5秒钟后，收回手臂，重复以上动作。

● **方法五：开胸式**

【瘦身重点】腰、背

【动作分解】

★ Step1：站立，双臂自然放在身体两侧，含胸将体内的废气吐出。

★ Step2：向后展胸，用力吸气，吸气的过程中脊柱向上用力，下颌和头向上抬起，颈椎充分伸展。

● **方法六：侧面扭动**

【瘦身重点】腰、背

【动作分解】

★ Step1：双脚张开与肩同宽自然站立，膝盖要放松，可以稍微弯曲，手臂弯曲举到与肩同高的位置，腹部肌肉收紧。

★ Step2：臀部用力往上提，骨盆慢慢向右移动，手臂姿势不变保持静止，如果身体不能保持平衡，那就说明动作不正确，两侧交替进行。

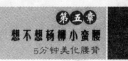

● **方法七：手掌向前推**

【瘦身重点】腰、背

【动作分解】

★ Step1：自然站立，两脚自然分开，骨盆竖起，脊柱挺直，腹部肌肉收紧，提臀，手臂屈肘在胸前，与肩同高，掌心自然向下，胸部适度打开。

★ Step2：肩胛骨向前，掌心翻向前方，前向用力推手臂，胸部收拢向前移动，后腰的肌肉紧张起来，背部往后凸起，坚持5秒钟后收回，重复这个动作。

● **方法八：腹部回旋**

【瘦身重点】腰、背

【动作分解】

★ Step1：两脚打开与肩同宽自然站立，腹部与臀部肌肉收紧，手臂弯曲抬起，与肩同高，手自然摆放，胸部打开。

★ Step2：骨盆按照"左—前—右—后"的顺序垂直扭动，在这个过程中腹部要收紧，往后扭动时不要撅起，反复重复这个动作5分钟左右。

● **方法九：屈膝伸臂**

【瘦身重点】腰部、后背、胳膊

【动作分解】

★ Step1：仰面平躺在地上，手臂自然放在身体两侧，后背尽量紧贴地面。

★ Step2：双腿并拢屈膝用力向胸部方向拉，同时慢慢抬起头。胳膊平伸与肩同高，腿慢慢伸直踢向空中，腿与上半身要保持90°。

★ Step3：在两臂伸直的状态下腿反复屈膝踢向空中5分钟左右。

● **方法十：举球运动**

【瘦身重点】腰部、后背、胳膊

【动作分解】

★ Step1：仰面躺在地板上，手里拿一个网球，双手伸直冲着上方，双腿伸直并拢，脚尖向上。

★ Step2：收紧腹部及臀部肌肉，双肩和头慢慢抬起离开地面3～9cm，球始终向上，双腿用力绷直，停留5秒钟后放下，重复这个动作5分钟左右。

● **方法十一：骨盆韵律操**

【瘦身重点】腰部、后背

【动作分解】

★ Step1：面朝上仰卧在地板上，眼睛看上方，双臂自然摆放在身体
　　　　　的两侧，脚后跟相触，脚尖向两侧打开。

★ Step2：吸气，慢慢将脚后跟向上抬起离地30cm，腹部和大腿收
　　　　　紧，脚趾向外打开，呼气放下，重复这个动作5分钟左右。

★ Step3：慢慢转身全身趴在地上，上半身向后退缓缓站起。

● **方法十二：四步瘦腰操**

【瘦身重点】腰部、后背

【动作分解】

★ Step1：仰面躺在床上或地板上，双臂向上弯曲，双手放在耳后，
　　　　　但是不要抱住头，双腿并拢，膝盖弯曲向胸部靠拢，大腿
　　　　　和腹部的夹角要小于90°，腹部用力使肩部和头部慢慢向
　　　　　上抬起到最大限度，然后慢慢放下，重复这个动作15次。

★ Step2：回归起始位，双臂伸直自然摆放在身体两侧，双腿紧并膝盖
　　　　　弯曲向胸部靠拢，达到最大限度后，腰部用力使骨盆向左侧
　　　　　移动，回归后再慢慢向右移动，左右15次。

★ Step3：回归起始位，双臂伸直自然摆放在身体两侧，两脚并拢或稍
　　　　　微分开，膝盖自然弯曲，全脚掌着地，利用腹部力量将腹部
　　　　　和大腿向上提起并成一条直线，然后慢慢放下，反复15次。

★ Step4：四肢着地趴在地上，手臂和双腿伸直撑地，身体悬空，双腿
　　　　　分开双脚着地，将左腿抬起向上，至与上半身成一条直线，
　　　　　放下后换右腿，交替重复20次。

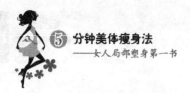
● **方法十三：举臂侧转**

【瘦身重点】腰部两侧、腹部、后背

【动作分解】

> ★ Step1：双脚分开与肩同宽，双臂向两侧伸直与肩同高，双手向上举起在头顶上方合十，双腿不动。
>
> ★ Step2：左脚向左前方踏出一步，双手合十上半身向右后转，头往后看，直到眼睛能看到右脚脚后跟，停留3～5秒，换侧，交替重复以上动作5分钟左右。

● **方法十四：站姿侧踢腿**

【瘦身重点】腰部两侧、腹部、后背

【动作分解】

> ★ Step1：双脚分开与肩同宽自然站立，双手互握在胸前伸直。
>
> ★ Step2：右腿伸直抬高踢向左手手肘，尽量停留一会，做20次后换侧，交替重复以上动作5分钟左右。

❀ 呼拉圈瘦腰法

● **方法一：翻呼啦圈**

【瘦身重点】腰、背

【动作分解】

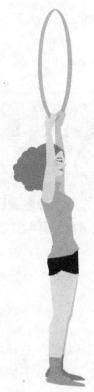

翻呼啦圈-1

◎ Step1：两脚分开与肩同宽自然站立，抬头挺胸收腹，双手将呼啦圈举到头顶。

◎ Step2：顺势将呼啦圈转到背后，再转到前面，反复这个动作20次左右。

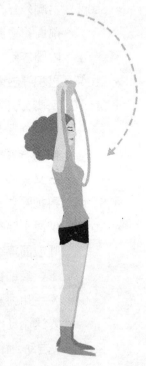

翻呼啦圈-2

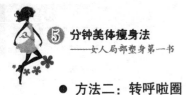
● **方法二：转呼啦圈**

【瘦身重点】腰、背

【动作分解】

★ Step1：做3分钟的热身运动，可以做原地跑、弹跳、拉伸、压腿等运动。

★ Step2：在腰部正常转动呼啦圈5分钟左右。

★ Step3：两脚分开与肩同宽自然站立，脚尖稍稍向左，使呼啦圈竖立放在左脚旁边，左手用力抓住呼啦圈的顶端，呼啦圈起支撑作用，右腿尽量抬高，与臀部齐高最好，同时，左手用力滚动呼啦圈使之穿过右腿离开身体，右手向上举起举过头顶，换侧各做10次。

★ Step4：再把呼啦圈放在腰间转动3～5分钟。

★ Step5：两脚分开与肩同宽站立，脚尖指向前方，把呼啦圈放在身体前面，像握方向盘一样平举，左腿向左抬起，同时双手把呼啦圈转到身体的左侧，重复这个动作2次，换右腿也做2次。

★ Step6：再把呼啦圈放在腰间转动3～5分钟。

★ Step7：两脚分开与肩同宽站立，脚尖指向前方，把呼啦圈放在身体前面竖起，双手握住呼啦圈的顶端，身体稍微向左转，伸展右臂抬起右腿用力触摸呼啦圈的左侧，换侧做1次，左右交替共做20次。

★ Step8：再把呼啦圈放在腰间转动3～5分钟。

★ Step9：仰面平躺在地上，双腿抬高竖起，与地面成90°，左手拿着呼啦圈停在空中，双脚踏住呼啦圈的末端，右手屈肘放在头下，肩部稍稍上抬，脚踏呼啦圈慢慢下放，但是不要触地，左手用力紧握呼啦圈，再慢慢向上抬起双腿到起始姿势，重复这个动作10次左右。

★ Step10：走动、做伸展运动几分钟后结束。

仰卧起坐瘦腰法

● **方法一：仰卧起坐**

【瘦身重点】腰、背

【动作分解】

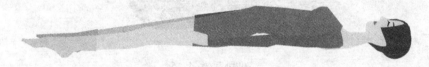

仰卧起坐-1

◎ Step1：仰面躺在地板上或床上，全身放松。

◎ Step2：屈膝，把双腿架在被褥上，但是被褥不要太高，以避免大腿及大腿根部用力。

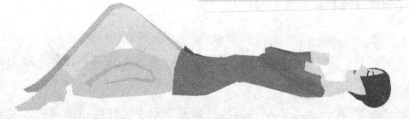

仰卧起坐-2、3

◎ Step3：双手交叉放在胸前，掌心向下。

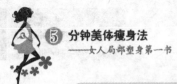
◎ Step4：收紧腹部，开始做仰卧起坐，把上半身抬起来。

仰卧起坐-4、5

◎ Step5：然后慢慢向下，肩部轻触床面，然后开始另一个动作。

★ Step6：做3次后休息1分钟，然后继续。

● **方法二：手臂仰卧起坐**

【瘦身重点】腰、背、手臂

【动作分解】

★ Step1：仰面平躺在床上，膝盖弯曲，双脚并拢并钩住床头起到固定身体的作用。

★ Step2：拿一条毛巾从后侧绕过颈部，双手拉住毛巾的两端，收紧腹部肌肉，肩部慢慢向上抬起，后背向前弯曲，达到最大限度，再慢慢放下，几乎与地面接触时起身，不断重复以上动作5分钟左右。

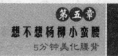

● **方法三：健身球仰卧起坐**

【瘦身重点】腰部、后背、胳膊

【动作分解】

★ Step1：先放松仰卧，双手自然摆放在身体两侧，然后把双腿放于充气橡胶球（直径为一米）上，用以平衡并固定身体位置。

★ Step2：双臂屈肘放在耳后，把力量和意念集中在前腹位置，然后用力起坐同时呼气，使腹肌得到拉伸。

★ Step3：在Step2的动作上停留2秒，然后慢慢放松，让身体重新回到Step1的姿势，便完成一组动作，反复重复以上动作5分钟左右。

● **方法四：持重仰卧起坐**

【瘦身重点】腰部

【动作分解】

★ Step1：仰面躺在地面上，膝盖弯曲，小腿抬起与地面平行，双手握一哑铃在胸前。

★ Step2：吸气，上半身抬起向前，但是头不要前伸，双腿并拢用力向腹部靠拢，坚持5秒钟放下回归Step1的动作，重复以上动作5分钟左右。

● **方法五：弓步压腿**

【瘦身重点】腰部、腿部

【动作分解】

★ Step1：双脚分开与肩同宽自然站立，双手各握一哑铃自然摆放在身体两侧。

★ Step2：右腿向后迈出一步，左腿的膝盖向左倾斜，双腿弯曲成弓步。

★ Step3：尽力向下按压腿，达到最大限度慢慢站起。

★ Step4：换侧，交替重复以上动作5分钟左右。

哑铃美背法

● 方法一：膝肘相触

【瘦身重点】腰部、后背、胳膊

【动作分解】

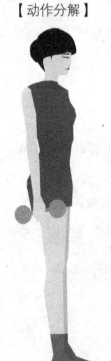

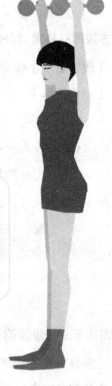

◎ Step1：两脚分开与肩同宽自然站立，双手握哑铃向上伸直举过头顶，挺胸抬头，腰背挺直。

膝肘相触-1-1

膝肘相触-1-2

◎ Step2：吸气，弯曲左腿向上抬起，左臂弯曲向下手肘与左腿相触，接着呼气，停留10秒钟后，再吸气恢复到Step1的动作，换腿和手臂重复以上动作5分钟左右。

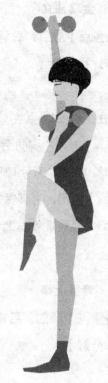

膝肘相触–2

● **方法二：上身侧压**

【瘦身重点】腰部、后背、胳膊

【动作分解】

★ Step1：两脚分开与肩同宽站立在地面上，右手叉在腰间，左手握哑铃用力向上举起高过头顶，吸气，左臂向身体右侧压，带动身体也向右边弯曲。

★ Step2：换侧和手臂交替重复以上动作5分钟左右。

● **方法三：金鸡独立**

【瘦身重点】腰部、后背、胳膊

【动作分解】

> ★ Step1：右脚独立在地面上，双手抓住哑铃在胸前伸直，掌心向下，左脚向后向上抬起，眼睛看着地面。
>
> ★ Step2：吸气，双手收回，弯曲手肘和左腿膝盖向上提起，身体蜷成一团，右脚保持身体平衡，坚持10秒左右放下，共做20次。
>
> ★ Step3：换腿重复以上动作20次。

● **方法四：弯腰上举**

【瘦身重点】腰部、后背、胳膊

【动作分解】

> ★ Step1：双脚分开比肩稍窄站立在地面上，双手抓住一个哑铃，向前弯腰，手臂下垂且平摆向右边。
>
> ★ Step2：吸气，腹部和膝盖用力，身体站起，双手握住哑铃用力向左上方举起，脊柱挺直，头随着左手臂向左上方仰起，可重复这个动作20次左右。
>
> ★ Step3：换侧重复以上动作20次左右。

● **方法五：靠墙举哑铃**

【瘦身重点】腰部、腿部、胳膊

【动作分解】

★ Step1：上半身紧贴墙壁，屈膝悬空而坐，双腿呈弓步，双脚分开与
　　　　　肩同宽，脚尖向前，双臂向下伸直手握哑铃，掌心向上。

★ Step2：吸气，手握哑铃用力向上屈肘，同时上半身慢慢下蹲，到大
　　　　　腿与地面平行。然后回归Step1，重复以上动作5分钟左右。

● **方法六：持哑铃转体**

【瘦身重点】腰部、腿部、后背

【动作分解】

★ Step1：自然站立，双手握一只哑铃在大腿前侧。

★ Step2：右腿向后迈出一步，双臂向上举到肩膀的高度。

★ Step3：上半身向左侧转体，双臂伸直向上举起，停留5秒钟后，身
　　　　　体转正。

★ Step4：重复这个动作10次左右换侧，交替重复以上动作5分钟左右。

● **方法七：手脚相触**

【瘦身重点】腰部、腿部、后背

【动作分解】

★ Step1：仰面躺在地上，双手各握一哑铃自然摆放在身体两侧，双
　　　　　腿自然伸直。

★ Step2：双腿较大幅度叉开向上抬起，然后上半身向上抬起，右手
　　　　　握哑铃用力去触摸左脚，左手臂依然贴地，做10次。

★ Step3：换手臂和腿交替重复以上动作5分钟左右。

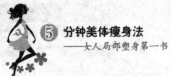

● **方法八：坐姿提臂**

【瘦身重点】腰部、后背

【动作分解】

> ★ Step1：坐在地板上，双腿伸直，上半身挺直，收腹挺胸，双臂自然下垂摆放在身体两侧。
>
> ★ Step2：双手握一个哑铃，伸臂在胸前，与双腿平行，再向上举起与上半身成一条直线，腹部肌肉有被拉伸的感觉，重复以上动作5分钟左右。

● **方法九：卧姿提臂**

【瘦身重点】后背、腰部

【动作分解】

> ★ Step1：脸朝上躺在地板上，屈膝将右腿放在左腿上，就像做着架起二郎腿一样。
>
> ★ Step2：上半身尽力向上抬起，左手握哑铃向身体右前方尽力伸直，做20次左右，换侧重复这个动作20次，交替做5分钟左右。

● **方法十：站姿举哑铃**

【瘦身重点】后背、腰部

【动作分解】

> ★ Step1：两脚分开自然站立，双手各持一个哑铃自然摆放在身体两侧。
>
> ★ Step2：举起哑铃向上在头顶上方伸直，两臂在双耳两侧，然后放下至头顶再举起伸直，反复重复这个动作20次后休息1分钟，继续做20次。

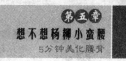

● **方法十一：不扭腰转体**

【瘦身重点】后背、腰部

【动作分解】

★ Step1：双脚分开与肩同宽，自然站立，双手一上一下同握一个哑铃在胸前平举，挺胸抬头收腹。

★ Step2：扭动上半身，双手臂要尽最大努力向左推送，达到最大限度后停止，再向右侧扭转，左右各10次。

● **方法十二：弓形伸展**

【瘦身重点】后背、腰部

【动作分解】

★ Step1：两脚分开与肩同宽站立，双手同握一个哑铃，向上举过头顶，在右肩的上方，左脚向左迈出一步，脚尖点地。

★ Step2：左腿向上抬起靠近胸部，双臂下拉屈肘在胸前，再举起双手回归Step1的动作，做20次后换侧做20次。

● **方法十三：哑铃逆砍**

【瘦身重点】后背、腰部

【动作分解】

★ Step1：双脚分开与肩同宽自然站立，双手握一个哑铃，膝盖弯曲，身体向右侧转动一定角度，双手握哑铃放在左侧大腿之外。

★ Step2：手臂伸直向右肩上方举起，双腿伸直，完成这个动作换侧，交替重复以上动作5分钟左右。

● 方法十四：九式哑铃操

【瘦身重点】后背、腰部

【动作分解】

★ Step1：两脚分开与肩同宽自然站立，双手握哑铃伸直自然摆放在身体两侧，肩部不动，右小臂向上屈肘至右肩，腹部要收紧，做10次后换左手。

★ Step2：两脚分开与肩同宽自然站立，双手握哑铃，掌心向后，自然在胯前下垂，然后屈肘将哑铃提到肩前，大手臂和小手臂几乎紧贴，反复这个动作10次。

★ Step3：下半身姿势不变，双臂向上屈肘，手握哑铃把哑铃放在两肩之上。然后，两小臂在胸前反复绕环，小手臂主动用力绕球，大手臂被动放松，反复这个动作10次。

★ Step4：下半身姿势不变，双手握哑铃自然下垂。然后上半身向右侧屈体，左臂弯曲上举将哑铃置于左颈上，右手臂握哑铃向下伸，稍停还原。换侧，分别做10次。

★ Step5：下半身姿势不变，双臂屈肘手握哑铃放在肩上。然后上半身向下深蹲，做蹲起动作，反复15次。

★ Step6：下半身姿势不变，双手握哑铃自然下垂，然后反复做踮脚尖
的动作做20次。

★ Step7：躺在地板上，双腿并拢屈膝双脚着地，双手握哑铃与肩同高
伸展在身体两侧，然后上半身向上抬起，双臂伸直在胸前上
方双手相触，然后放下反复10次。

★ Step8：趴在地上，双腿自然伸直，两手握哑铃置于颈后。然后，上
半身体尽力向上抬起，再放下，反复做10次。

★ Step9：躺在地板上，双腿并拢屈膝双脚着地，双手在胸前握哑铃，
然后做仰卧起坐；反复做20次。

✿ 普拉提瘦腰法

● **方法一：站姿转体**

【瘦身重点】腰部、后背、胳膊

【动作分解】

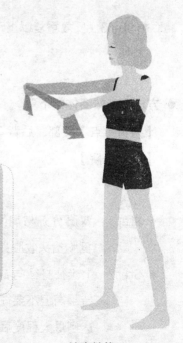

◎ Step1：双脚分开比肩要宽自然站
立，挺胸收腹提臀，双臂分开比肩要宽
拉住毛巾的两端，在胸前伸直，与肩同
高，与身体垂直。

站姿转体-1

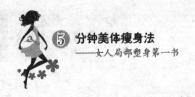

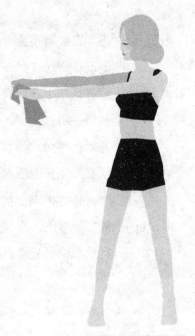

◎ Step2：吸气，手臂平伸上半身尽最大努力向右转，膝盖要注意挺直；呼气双臂回到中间，再吸气向左转。

站姿转体-2

★ Step3：反复重复以上动作5分钟。

● 方法二：站姿体侧下弯

【瘦身重点】腰部、后背

【动作分解】

★ Step1：双脚分开与肩同宽自然站立，双手自然摆放在身体两侧，挺胸抬头收腹提臀。

★ Step2：上半往身往向右向下倾斜，右手贴右大腿向下倾斜，肩膀保持平衡但不要往前面倾斜，左侧腹部肌肉有被拉伸的感觉，达到最大程度后慢慢站起。

★ Step3：换侧交替重复以上动作10次左右。

★ Step4：可让向下侧伸的那个手臂的手握哑铃，加强向下的力量，交替重复这个动作10次左右。

● **方法三：坐姿转体**

【瘦身重点】腰部、后背、手臂

【动作分解】

★ Step1：端坐在椅子上，挺胸抬头收腹，双臂在胸前伸直与地面平行。

★ Step2：上半身向右转，停留5秒后回到中间再向左转，交替重复以上动作5分钟左右。

● **方法四：蝴蝶式**

【瘦身重点】腰部、臀部、大腿

【动作分解】

★ Step1：双脚分开比肩要宽，自然站立，脚尖稍向外，双臂向两侧伸展与肩同高，掌心向下。

★ Step2：下蹲屈膝，到大腿与地面平行，双臂放低在胸前呈交叉状态停留5秒左右。

★ Step3：站起，双手向上举在头顶成交叉状，一次蹲起为一组，每次做16组。

● **方法五：精灵式**

【瘦身重点】腰部、臀部、大腿

【动作分解】

★ Step1：右腿向右迈出一步，脚尖朝右，左腿蜷缩，双手在胸前合十，屈肘成90°。

★ Step2：下身下蹲，上身向右侧弯，停留5秒钟，换侧交替重复这个动作5分钟左右。

● **方法六：跪膝划圈**

【瘦身重点】腰部、臀部、大腿、背部

【动作分解】

★ Step1：双膝跪地，左腿向左伸展，脚尖着地，上半身向右侧弯腰，右手臂在身体右侧伸直，手掌撑地，左手臂弯曲放在头后方。

★ Step2：左腿保持伸直姿势慢慢抬起脚尖稍微绷紧，慢慢按顺时针方向划大圆圈，做10次后，再按逆时针方向换右腿做10次。

★ Step3：换侧，两边交替各做5分钟左右。

● **方法七：弯曲和伸展**

【瘦身重点】腰部、臀部、背部

【动作分解】

- ★ Step1：身体呈倒"V"姿势趴下，手臂伸直向前，腿部伸直紧绷，臀部向上凸起。
- ★ Step2：臀部稍微向后移动，手向后但是依然伸直支撑身体，脚尖撑地，膝盖向前弯向胸部，用力收紧腹部，呈团在一起的身姿。
- ★ Step3：交替重复Step1和Step2，5分钟左右。

● **方法八：坐姿交替旋转**

【瘦身重点】腰部、背部

【动作分解】

- ★ Step1：坐在地板上，膝盖弯曲，双脚平放，双手在小腿两侧扶住小腿，上身向后倾斜成与地面成90°。
- ★ Step2：上半身向身体左侧倒下，双腿并拢向上抬起，双臂伸展在头上方掌心相对，也要离开地面，手臂和双腿用力向后伸展，停留5秒钟后回到Step1的动作，重复以上动作5分钟左右。

● **方法九：百拍**

【瘦身重点】腰部、背部

【动作分解】

- ★ Step1：面朝上躺在床上，双臂伸直自然摆放在身体两侧，掌心向下，并拢双腿，屈膝，大腿与地面垂直，小腿抬起，脚尖稍微高于膝盖。
- ★ Step2：呼气，肩部和头用力向上抬起，双臂伸直抬起与地面平行，收紧腹部。
- ★ Step3：上下拍动双臂像鸟展翅，配合呼吸，重复以上动作5分钟左右。

● **方法十：九步瘦腰普拉提**

【瘦身重点】腰部、背部

【动作分解】

★ Step1：坐在地上，上半身挺胸收腹，左腿在身体前面弯曲，右腿
向身体后面弯曲，大腿和小腿之间的夹角为90°，双手下垂
摆放在身体两侧。

★ Step2：吸气，双手向前指尖撑地，上半身向前屈，但脊柱要保持要
挺直。

★ Step3：呼气，右腿膝盖向上抬起，腹部和背部肌肉收紧。

★ Step4：吸气，上半身微微向上抬起，右腿向右侧伸直，脚尖触地，
双臂朝身体斜前方伸直，手指尖触地。

★ Step5：呼气，双臂向上平举与肩同高与地面平行，掌心向下，右腿
抬起最好与地面平行。

★ Step6：吸气，手臂向身体侧后撑地，左腿抬起向右腿并拢，腰腹部
收紧，后呼气。

★ Step7：吸气，上半身向后仰，双腿并拢向右向后摆动，腹部收紧，
眼往前看。

★ Step8：呼气，放下双腿，再吸气向左向后摆动。

★ Step9：回归Step1的动作，换侧从头做。

🌼 橡皮筋美背法

● **方法一：捆脚趾操**

【瘦身重点】腰部、背部

【动作分解】

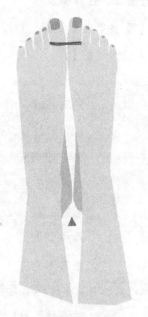

◎ Step1：用梳头的小橡皮筋，捆住两脚的大拇指，不要太紧也不要太松，脚后跟要并拢。

捆脚趾操–1

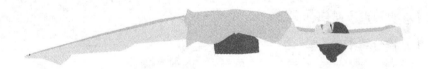

捆脚趾操–2

◎ Step2：拿硬度适中的靠垫，放在腰后边，面朝上平躺下，舒展全身，脚后跟不要分开，双臂用力向后，使腹部肌肉得到拉伸，停留1分钟左右坐起来，然后重复以上动作5分钟左右。

● **方法二：拉伸橡皮筋**

【瘦身重点】腰部、背部

【动作分解】

> ★ Step1：两脚分开与肩同宽站立，将橡皮筋踩在双脚下，双手在臀部
> 位置拉住橡皮筋的两端，如果橡皮筋过长可在脚下缠一圈。
>
> ★ Step2：脚尖或者脚心踩住橡皮筋，膝盖微微向内侧弯曲，手臂用
> 力将橡皮筋向身体的斜前方拉，停留5~10秒后放下，回归
> 站立位。
>
> ★ Step3：双手同时拉橡皮筋向身体两侧，膝盖微曲，腹部收紧，拉
> 到最大限度停留5~10秒钟，回归站立位。
>
> ★ Step4：向前俯身，但胸部要挺直，双手拉住橡皮筋在体前交叉，双手
> 在身体两侧与胸部同高的位置，停留5~10秒后回归站立位。
>
> ★ Step5：交替重复以上动作5分钟左右。

● **方法三：橡皮筋搓背**

【瘦身重点】腰部、背部

【动作分解】

> ★ Step1：两脚分开与肩同宽自然站立，挺胸收腹，肩胛骨向后靠
> 拢，双手如搓背样拉一橡皮筋，右手基本伸直向后，左手
> 弯曲在左肩头上。
>
> ★ Step2：伸直左手，像搓背一样在可以移动的范围内拉动橡皮筋，
> 搓50次后换侧。
>
> ★ Step3：把橡皮筋踩在右脚脚底，左手弯曲在左肩上拉住橡皮筋的
> 另一端，开始做搓背动作，50次后换侧。

● **方法四：体侧拉伸**

【瘦身重点】腰部、肩部

【动作分解】

★ Step1：坐在地上，双腿伸直，两脚自然并拢，将橡皮筋从两只脚的脚底绕过去，两手握住橡皮筋的两端，左右两侧橡皮筋的长度要保持一致，慢慢屈膝，但是脚后跟不要离开地面。

★ Step2：腹部用力上半身慢慢向后倾斜90°，双手臂向上拉高橡皮筋手与眼睛齐高。

★ Step3：下半身保持不变，手臂向下向右扭动腰部，双手争取能触到右边臀部或达到最大限度后向左扭动，交替重复以上动作5分钟左右。

● **方法五：膝部拉伸**

【瘦身重点】腰部、臀部

【动作分解】

★ Step1：趴在地面上，双臂伸直掌心撑地，两脚脚尖撑地，与做俯卧撑的起始动作相同，将橡皮筋从右脚脚底绕过去，橡皮筋的两端在两手心握住。

★ Step2：其他姿势不变，右腿弯曲向前一步靠近胸部，然后腹部用力，右腿向后逐渐伸直，做15次左右换左腿，交替重复以上动作5分钟左右。

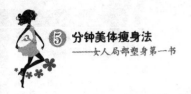
● **方法六：体侧"V"字练习**

【瘦身重点】腰部

【动作分解】

★ Step1：身体向右侧斜躺在地上，右手臂在身体前方伸直撑地，掌心朝下，上半身和双腿抬高离开地面，臀部贴地，两脚并拢将橡皮筋从脚底绕过去，左手拉紧橡皮筋的两端，置于双腿的上方。

★ Step2：腹部收紧，左手用力拉伸橡皮筋到肩部位置，同时抬高双腿和上半身，臀部保持身体平衡，然后慢慢放下双腿回归Step1的动作，做20次后换侧，重复以上动作5分钟左右。

● **方法七："V"字支撑练习**

【瘦身重点】腰部

【动作分解】

★ Step1：仰卧，双腿并拢伸直，将橡皮筋从两脚底绕过，双手握住橡皮筋的两端，双臂伸直自然摆放在身体两侧。

★ Step2：双手用力向后拉伸橡皮筋，上半身和双腿抬起分别于地面成45°，上半身和双腿呈"V"字，坚持5秒左右，再慢慢伸直双臂和双腿，回归起始位，重复以上动作5分钟左右。

✿ 撑垫美背法

● **方法一：悬停支撑**

【瘦身重点】腰部、臀部、背部

【动作分解】

> ★ Step1：四肢着地趴在垫子上，手臂伸直撑地，上半身和臀部与
> 地面平行，大腿与小腿成90°，双腿分开与肩同宽，膝盖
> 着地。
>
> ★ Step2：五指打开用力撑地，收紧腹部，脚尖撑地用力将膝盖慢慢
> 向上抬起，依然保持膝盖弯曲成90°，到最大限度后停止30
> 秒，然后慢慢放下，重复以上动作5分钟左右。

● **方法二：桌面式支撑**

【瘦身重点】腰部、背部

【动作分解】

> ★ Step1：坐在地面上，膝盖弯曲双脚踏地，双臂伸直放在身后，手
> 掌撑在地上，手指朝向身体。
>
> ★ Step2：双脚和双臂用力撑地，腰部和上半身用力向上弓起，身体
> 摆成近似桌子的姿态，后背绷直绷紧，脸朝上双眼看天花
> 板，停留30秒后放下，反复重复以上动作5分钟左右。

● **方法三：躺着延伸**

【瘦身重点】腰部、背部

【动作分解】

★ Step1：平躺在地垫上，双手与肩同宽伸直向后伸展，双腿伸直并拢。

★ Step2：双臂保持平行向内旋转，掌心贴地，停留3～5秒或者更长，做5次然后换侧，交替重复以上动作5分钟左右。

● **方法四：跪姿侧弯**

【瘦身重点】腰部、背部

【动作分解】

★ Step1：两腿分开比肩要宽的姿势跪在地垫上，脚面贴地，上半身挺直收腹挺胸，双臂自然下垂。

★ Step2：左手叉在腰间，右手臂伸直用力向后伸展，停留5秒钟左右，做5次，然后换侧，交替重复以上动作5分钟左右。

● **方法五：双臂俯撑**

【瘦身重点】腹部、腰部、背部

【动作分解】

★ Step1：趴在地垫上，双腿自然分开伸直，双臂弯曲双手触地。

★ Step2：双臂伸直撑起上半身，使上身与地面成50度，头用力慢慢向后仰，达到最大程度保持这个动作10秒钟左右，放下，重复以上动作5分钟左右。

● **方法六：仰卧抬腿**

【瘦身重点】腰部、背部

【动作分解】

★ Step1：面朝上躺在地垫上，双腿自然分开伸直，双臂弯曲双手放在脑后。

★ Step2：腰腹部用力将双腿抬高至于地面成90°，停留3秒钟。

★ Step3：进一步向上抬高双腿，脚尖向两侧伸展，到最大程度，停留3秒钟，回归Step1的姿势，重复以上动作5分钟左右。

● **方法七：经典仰起**

【瘦身重点】腰部、背部

【动作分解】

★ Step1：躺在地垫上，双臂弯曲双手放在耳后，双脚分开与肩同宽，两脚落地，膝盖弯曲。

★ Step2：腹部用力头和肩部向上抬起，眼睛可以平视膝盖即可，停留几秒钟后放下，反复重复这个动作10次左右。

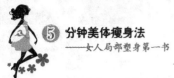
● **方法八：长桥展臂**

【瘦身重点】腰部、背部

【动作分解】

★ Step1：面朝上平躺在地垫上，双腿伸直，两脚交叉，肩部用力抬起，双眼可以平视脚尖即可，双臂在身体两侧平伸，也抬起，与肩同高，反复这个动作20次左右。

★ Step2：腿部姿势不变，双臂向后在耳朵两侧伸展，抬伸双臂20次左右。

● **方法九：垫上美背操**

【瘦身重点】腰部、背部

【动作分解】

★ Step1：跪在地垫上，脚面贴地，臀部坐在脚上，双臂下垂自然摆放在身体两侧，然后双臂用力向身后伸展，挺胸抬头，停留几秒钟再双臂平举伸向前，低头含胸，反复这个动作10次。

★ Step2：大腿与小腿成90°跪在地垫上，双臂向前伸直撑地，含胸弯腰低头，然后挺胸抬头，反复这个动作10次。

★ Step3：跪在地垫上，上半身挺直，双臂下垂，然后双臂前伸，上半身趴在地垫上，双臂和上半身贴地向前移动，但是臀部要撅起不要放下，再起身，双臂向前撑地，抬头挺胸，反复这个动作10次。

★ Step4：面朝上躺在地垫上，膝盖弯曲双脚着地，双腿并拢，双手

放在头后方，然后上半身抬起到最大限度再放下，如同做
仰卧起坐，反复这个动作10次。

★ Step5：面朝上平躺在地垫上，双臂伸直自然摆放在身体两侧，双腿
伸直并拢，然后屈膝膝盖用力向胸部靠拢，再慢慢伸直，反
复这个动作10次。

★ Step6：躺在地垫上，屈肘双臂向后手肘撑地，上半身抬起，双腿并
拢伸直慢慢向上抬起到最大限度，再落下，反复这个动作
10次。

★ Step7：躺在地垫上，四肢伸直平放，抬起左手手臂和右腿，用手
去触摸右脚，身体尽量不动，10次后换侧。

★ Step8：坐在地垫上，双臂向后伸直双手撑地，双腿伸直，屈膝膝
盖向上拉伸去触头部，然后放下，反复这个动作10次。

✿ 腰背瑜伽法

● **方法一：曲线扭转式**

【瘦身重点】腰部、背部

【动作分解】

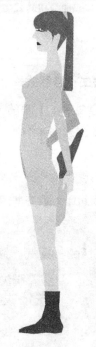

◎ Step1：自然站立，吸气，左小腿
向后向上抬起，右手伸直向后抓住左
脚，左手放在右侧胯部。

曲线扭转式-1

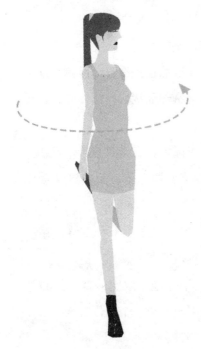

曲线扭转式-2

◎ Step2：呼气，上半身向右侧扭转，左侧腰部有被拉伸的感觉，停留5秒钟后回归Step1的动作，做10次后换侧，交替重复以上动作5分钟左右。

● **方法二：悬浮式**

【瘦身重点】腰部

【动作分解】

★ Step1：趴在地板上，双腿自然伸直，手臂屈肘，用手肘支撑上身，上半身抬起，双手在胸前合十。

★ Step2：吸气，腹部收紧用力将臀部抬起，上半身和腿成一条直线，脚尖撑地，呼气，放下，反复这个动作5分钟左右。

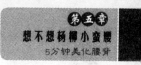

● **方法三：拱背式**

【瘦身重点】腰部

【动作分解】

★ Step1：跪在地板上臀部坐在脚后跟上，腰背挺直，双臂伸直，掌心向下贴地，手指指向膝盖的方向。

★ Step2：吸气，上半身慢慢向后仰，胸部打开，背部挺直，后脑勺要紧贴脊背；呼气慢慢还原，反复这个动作5分钟左右。

● **方法四：平衡式**

【瘦身重点】腰部

【动作分解】

★ Step1：大腿与小腿成直角跪在地板上，双臂向前伸直撑地，上半身与地面平行，面朝下。

★ Step2：吸气慢慢将左腿抬高到与地面平行，右臂向前伸直与地面平行，呼气，慢慢放下，然后换侧，交替重复以上动作5分钟左右。

● **方法五：侧三角式**

【瘦身重点】腰部

【动作分解】

★ Step1：两脚分开比肩要宽，自然站立，双臂下垂放在身体两侧。

★ Step2：吸气，肩膀向左侧下弯，左手顺大腿向下到触到小腿时停止，右手向上伸直指向天空，呼气恢复Step1的动作，反复10次后换侧，交替重复以上动作5分钟。

● **方法六：站姿前屈式**

【瘦身重点】腰部

【动作分解】

★ Step1：双腿并拢自然站立，双臂自然摆放在身体两侧，抬头挺胸。

★ Step2：吸气，上半身向下弯曲，手臂向下向后能触摸到脚后跟，如果触摸不到要尽最大限度，面部放在小腿前面，臀部尽量向上翘起，呼气还原站立位，反复重复以上动作5分钟左右。

● **方法七：儿童式变式**

【瘦身重点】腰部

【动作分解】

★ Step1：双腿并拢跪在地板上，脚面贴地绷直，臀部坐在脚后跟上，双臂自然下垂。

★ Step2：上半身向下弯曲，腹部紧贴大腿前面，头部放在地板上，双臂在身后伸直，双手手指相互钩住，停留3～5秒回归起始位，反复重复以上动作5分钟左右。

● **方法八：鸟王式**

【瘦身重点】腰部

【动作分解】

★ Step1：双腿并拢自然站立，双臂自然下垂。吸气，双臂弯曲向上
　　　　　抬起，左手臂压住右手臂，肘关节重合在一起，两手掌心
　　　　　相对，在胸前环抱，双手合十，如果感到难度较大，右手
　　　　　握住左手手腕处也可。

★ Step2：抬起右腿，将右腿压在左小腿处，膝关节重合，右脚脚面绕
　　　　　在左腿小腿肚上，左脚脚趾用力抓紧地面。

★ Step3：深吸气，挺直背部上半身缓慢下蹲，身体平衡后，上身向
　　　　　前伸，让腹部紧贴大腿，腰背有被拉伸的感觉。坚持15秒
　　　　　后，回归原始位，然后换腿进行。

● **方法九：弓式**

【瘦身重点】腰部

【动作分解】

★ Step1：趴在地面上，下颚与地面接触，眼睛看地面。调整呼吸，
　　　　　小腿向上弯曲，两腿向两边分开，双手向后从外侧握住
　　　　　脚踝。

★ Step2：吸气，腰腹部用力，将上半身向上向后抬离地面，头也向
　　　　　后仰，腰部有被拉伸的感觉。双手用力拉住小腿，使大腿
　　　　　也抬离地面，这是身体就像一张弓，眼睛可以看上方，呼
　　　　　气放下，如果感到有困难可以自己按方式降低难度，反复
　　　　　重复这个动作5分钟左右。

● **方法十：天鹅式**

【瘦身重点】腰部、背部

【动作分解】

★ Step1：跪趴在地上，大腿与地面垂直，小腿贴地，双臂撑地，手指向后，上半身与地面平行，头部微抬，平视前方。

★ Step2：前脚掌着地，调整好呼吸后，腰部用力，慢慢向后伸直双腿，令脚尖或前脚掌着地，手臂和两脚将身体撑离地面，上半身和腿呈一条斜线，然后慢慢放下，反复重复这个动作。

● **方法十一：猫伸展式**

【瘦身重点】腰部、背部

【动作分解】

★ Step1：跪趴在地面上，大腿与小腿成90°，小腿贴地，脚面着地，上半身与地面平行，双臂伸直撑地，手指向前，眼看地面。

★ Step2：吸气，腰腹部下压，双肩下压，但是挺胸头向后仰，臀部向上翘，腰背部的肌肉得到挤压。

★ Step3：呼气，反向运动，背部弓起，低头，下巴用力向胸部靠近，臀部放下，腰背部肌肉有被拉伸的感觉，重复以上动作5分钟左右。

● **方法十二：仰卧踢腿**

【瘦身重点】腰部、背部

【动作分解】

★ Step1： 平躺在地面上，双腿屈膝打开与胯部同宽，双脚掌着地，双臂自然摆放在身体两侧，掌心朝下。

★ Step2： 慢慢吸气，右腿抬起举高指向天空，左腿离开地面慢慢举高指向天空，双腿并拢与地面成90°，停留5秒钟，调整呼吸。

★ Step3： 慢慢吐气，双腿向下放到与地面呈45°，吸气再慢慢提高，反复这个动作5次。

★ Step4： 深吸一口气再慢慢吐气，双腿下放到与地面成45°，上半身抬起离开地面，掌心向上双臂伸直在臀部两侧，调整呼吸停留15秒。

★ Step5： 慢慢吐气，双腿并拢放下，屈膝在胸前，双臂抱住双腿放松，停留5秒钟后放下。

● **方法十三：膝立扭转式**

【瘦身重点】腰部、背部

【动作分解】

★ Step1： 跪在地板上，左腿向前一步，脚掌着地，大腿与小腿成90°，右腿跪在地板上，大腿与小腿成90°，小腿着地，脚背贴地，双手在胸前合十成祈祷状。

★ Step2： 向左侧扭动腰部，上半身向左，右手肘最好能触到左腿膝盖的外侧。停留大约20秒，回归起始位。

★ Step3： 换侧重复这个动作，交替重复这两个动作10次左右。

● **方法十四：椅子式**

【瘦身重点】腰部、背部

【动作分解】

★ Step1：两腿并拢站立，双臂下垂摆放在身体的两侧，抬头挺胸
收腹。

★ Step2：上半身向前伸，争取与地面平行，但背部要挺直，两手臂
屈肘，叉在髋骨两侧，停留5秒。

★ Step3：回归站立位，双臂伸直抬起在头顶上方合十，双腿并拢下
蹲，像空坐在椅子上一样，保持20～30秒，回归站立位。

● **方法十五：坐姿侧转**

【瘦身重点】腰部、背部

【动作分解】

★ Step1：盘腿而坐，右腿在左腿的外侧，挺胸收腹，背部伸直，双
臂伸直，双手握住脚趾。

★ Step2：腹部用力上半身向左侧扭动，头向左看，右侧腹部肌肉有被
拉伸的感觉，停留5秒钟后回归起始位，然后同样的方式向
右扭动，交替重复5分钟。

● **方法十六：卧姿转腿**

【瘦身重点】腰部、背部

【动作分解】

★ Step1：面朝上躺在床上，双臂伸直与肩同高，向左右两侧张开，
　　　　掌心贴地，双腿并拢，双膝弯曲向腹部靠拢，调整呼吸，
　　　　停留5秒左右。

★ Step2：吸气，双膝并拢向右扭动双腿，头向右转动，膝盖可以落
　　　　在床上或者悬空，停留10秒钟。

★ Step3：吐气，慢慢恢复到正面位，然后向左侧扭动，交替重复以
　　　　上动作5分钟左右。

椅式腰背法

● **方法一：提膝运动**

【瘦身重点】腰部、背部

【动作分解】

◎ Step1：端坐在椅子的1/3
处，上半身直立，双臂伸直自
然放在身体两侧，弯曲膝盖，
双脚平放在地面上。

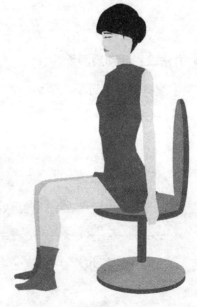

提膝运动–1

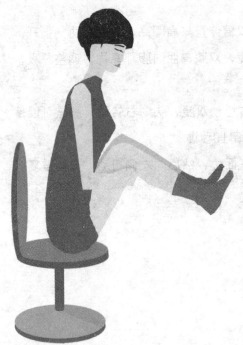

提膝运动-2

◎ Step2：腹部收紧上半身微微向后倾，双腿并拢双脚抬离地面，膝盖向胸部靠拢，上半身向前弯曲，然后恢复Step1的动作，交替重复以上动作5分钟左右。

● **方法二：活动肩胛骨**

【瘦身重点】背部、腰部

【动作分解】

★ Step1：坐在椅子上，两腿自然摆放，双臂屈肘向后在颈部后方双手合十，手指向下，双手尽力向下拉。

★ Step2：双手依然合十，手臂伸直向上举起，穿过头顶降落到两腿之间的位置，背部要挺直，然后重复以上动作5分钟左右。

● **方法三：坐姿转体**

【瘦身重点】背部、腰部

【动作分解】

★ Step1：端坐在椅子的1/3处，上半身挺直，抬头双腿并拢，两脚踏地。

★ Step2：背部挺直，从腰部开始向左后方扭转，右手向左扶住自己的左侧，左手向后扶住椅子背，重复这个动作20次后换侧。

● **方法四：举手侧举**

【瘦身重点】背部、腰部

【动作分解】

★ Step1：坐在椅子的1/3处，上半身挺直，收腹挺胸，双腿并拢向左侧摆放，右手扶住椅子的右边。

★ Step2：右手臂伸直向上举高，带动身体向右侧倾倒，左侧腹部肌肉有被拉伸的感觉，左手用力扶住椅子左边，停留5秒钟后，继续这个动作20次。

★ Step3：换侧重复以上动作20次，然后交替重复5分钟。

● **方法五：缩腹拱背**

【瘦身重点】背部、腰部

【动作分解】

> ★ Step1：坐在椅子的1/3处，双腿并拢两脚着地，双手扶住椅子的两侧，上半身挺直收腹。
>
> ★ Step2：肩膀下压，腹部用力向后收缩，背部向前弓成弧形，脚尖点起来，停留10秒钟后，慢慢挺直，然后重复这个动作5分钟左右。

● **方法六：仰卧起坐**

【瘦身重点】背部、腰部

【动作分解】

> ★ Step1：上半身躺在地板上，小腿放在椅子上面，大腿与小腿垂直，双臂伸直摆放在身体两侧。
>
> ★ Step2：腹部用力头和肩部慢慢抬离地面，双手抬起悬空辅助身体向腿部方向伸展，停留3～5秒后放下，重复这个动作5分钟。

● **方法七：椅子瘦腰操**

【瘦身重点】背部、腰部

【动作分解】

> ★ Step1：深坐在椅子上，背部几乎与椅子背部相挨，挺胸抬头，右手向后环抱椅背的左上方，左手向右扶住右大腿的外侧，上半身慢慢向左下边倾斜，停留20秒后回归坐姿，重复这个动作10次。

★ Step2：深坐在椅子上，背部几乎与椅子背部相挨，双腿自然摆放，双手示指交叉向后放在后脑勺处，用力收紧腹部，头部往下压，闭上眼睛，停留20秒后重复这个动作10次。

★ Step3：深坐在椅子上，背部几乎与椅子背部相挨，双腿自然摆放，双臂伸直用力向上，十指相扣，掌心向上，挺胸收腹，眼看前方，停留20秒后放下。

★ Step4：深坐在椅子上，背部几乎与椅子背部相挨，双腿自然摆放，双手十指相扣向后放在后脑勺处，手心向内，收紧腹部，眼朝前看，停留20秒后放下。

★ Step5：在Step4的基础上用力收紧腹部头微微向下压，停留20秒。

★ Step6：深坐在椅子上，背部几乎与椅子背部相挨，双臂屈肘向上，在头部上方，左手握住右手手肘，右手握住左手手肘，两小手臂与肩部平行，用力收紧腹部，眼朝前看，停留20秒。

★ Step7：在Step6的基础上，双臂伸直向上，十指交叉，掌心向上，腹部肌肉有被拉伸的感觉，停留20秒。

★ Step8：深坐在椅子上，背部几乎与椅子背部相挨，双腿自然摆放，双手弯曲向后抱住椅子背部，头和上半身用力后仰，停留20秒。

★ Step9：深坐在椅子上，背部几乎与椅子背部相挨，右手手肘弯曲向后，手搭在后背上，左手手掌伸向右，按住右手的手肘，停留20秒。

★ Step10：深坐在椅子上，背部几乎与椅子背部相挨，双臂伸直双手扶在椅子的两侧，双腿并拢小腿向上抬起，直到与大腿为一条直线，腹部收紧，胸部打开，眼朝前看，停留20秒，反复这个动作10~20次。

● **方法八：弯腰拾物**

【瘦身重点】背部、腰部

【动作分解】

★ Step1：端坐在椅子1/2处，双脚并拢，双臂伸直向下，触碰脚尖，
如果不能接触尽量向下，再回复原位，反复这个动作10次。

★ Step2：将椅子与办公桌拉近，腹部与办公桌接触，挺胸抬头收
腹，然后反复做深呼吸20次。

★ Step3：将一支笔或其他物品放在左侧地上，上半身向左侧弯腰捡
拾物品，反复这个动作10次，换侧重复。

第六章

性感翘臀不分男和女

谁都可以当

5分钟瘦身现代舞

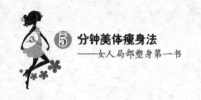

关于提臀

　　本章讲述的是专门提臀的方法，它最大的好处是：无论我们是在办公室，还是闲暇在家，我们都能够通过简单有趣的动作，使我们久坐下垂的臀部，重新变得"紧、翘"。或者我们有意识地踮起脚尖，或者我们扭一段性感有趣的肚皮舞，或者我们做几个轻松柔软的瑜伽动作，这些都会让我们爱美的姑娘们拥有性感翘臀的梦想。还等什么呢？我们赶紧坚持练习吧。只要抓住从手指缝隙中流过的5分钟时间，性感翘臀变会成为你所拥有的了，不过因为这一章练习的方法较多，我们在练习过程中应该了解相关的注意事项：

　　（1）要选择合适的时间。锻炼之前进行适当的热身。还有一点需要记住，训练的时间是有限的，日常生活中适当辅助相应的练习，能起到事半功倍的效果。比如走路的时候收紧臀部等等。

　　（2）锻炼完毕之后，不能马上坐下来休息。因为会影响臀部肌肉的美观和松紧度。而应该边走动，边踢小腿，进行放松练习。

　　（3）经常坐办公室的美眉，要注意经常站起来，活动活动双腿，走几步。因为长时间的坐姿，会是下半身的血液不够流通，会使臀部长期承受全身重量，对我们的美臀梦想是没有好处的。

　　（4）饮食上也需要注意。少喝酒，因为酒精进入身体，会给肌肉造成负担，产生消耗。如果想要拥有性感的美臀，最好不要喝酒。另外也要注意高热量、高甜度，口味重的饮食形式，也是造成肥胖的原因。

　　（5）运动时要穿着有支撑力的三角内裤，因为它能使臀部的弹性纤维组织紧绷，使练习效果更加明显。

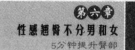
美臀瑜伽

● **方法一：蝗虫式**

【瘦身重点】臀部

【动作分解】

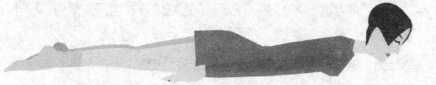
◎ Step1：俯卧姿势，双手自然平放于身体两侧，手心向下，双腿并拢，以下颌部抵地。

蝗虫式-1

◎ Step2：吸气，上抬右腿，右腿保持伸直。屈左膝，以左脚脚心抵住右膝或右侧大腿，使臀部有紧绷感，保持30~50秒。

蝗虫式-2

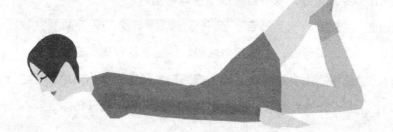
★ Step3：双腿慢慢还原，停留10秒。上抬左腿，反向练习，重复以上动作5分钟。

分钟美体瘦身法
——女人局部塑身第一书

- **方法二：弓箭式**

【瘦身重点】臀部

【动作分解】

★ Step1：站立姿势，双手自然摆放在身体两侧。
★ Step2：将右腿后伸，踏出一大步，屈左膝，与地面成直角，拉伸右腿。
★ Step3：挺直上身，重心向下，保持30~50秒，还原身体，后伸左腿，反向练习，重复以上动作5分钟。

- **方法三：弓式**

【瘦身重点】臀部

【动作分解】

★ Step1：身体俯卧，双手自然放于身体两侧。
★ Step2：屈双膝，夹紧臀部，双手抓住双脚脚踝，保持两膝并拢状态，深呼吸，小腿用力后踢，感觉要将双脚踢进手中。
★ Step3：双手将上身带起，头部、胸部与大腿也逐渐抬离地面，进行1~2分钟的练习，还原身体，重复以上动作5分钟。

- **方法四：美臀三式（一）**

【瘦身重点】臀部

【动作分解】

★ Step1：仰卧姿势，两臂自然放于身体两侧。

★ Step2：吸气，弯曲双膝，使双脚脚跟尽力靠近臀部。吐气，伸出双手
抱紧两脚脚踝。慢慢上抬身体，使臀部收紧。保持30~50秒。

★ Step3：深呼吸，慢慢将身体还原为仰卧。重复3~5次。

● **方法五：美臀三式（二）**

【瘦身重点】臀部

【动作分解】

★ Step1：仰卧姿势，两臂自然放于身体两侧。

★ Step2：屈膝，同时慢慢将身体向上抬起，双手托住腰部，手肘部使
力支撑身体。呼气，慢慢将双脚脚跟抬起，膝盖并拢，夹紧
大腿内侧肌肉。

★ Step3：深呼吸，慢慢上伸左腿，直至伸展。保持10秒左右。落下
左腿，上抬右腿，伸直，保持10秒左右。重复3~4次。

● **方法六：美臀三式（三）**

【瘦身重点】臀部

【动作分解】

★ Step1：身体向右侧卧，屈右臂，以右侧大臂着地，右手托住脸部
侧面。

★ Step2：呼气，屈左腿，以左手握住左脚脚尖。

★ Step3：左手继续向上拉伸左腿，绷直左膝，保持15~30秒。落下左
腿，重复2~3次。反向练习。

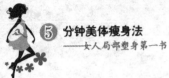

● **方法七：云雀式**

【瘦身重点】臀部

【动作分解】

★ Step1：以双手撑地，略宽于肩，屈右膝向前弓起右腿，左腿小腿
　　　　 与左脚脚背着地。

★ Step2：以左手握住右脚，使右脚平放于地面。落下左腿大腿和臀
　　　　 部，向后伸直。

★ Step3：双手放于背后，十指相扣握拳。挺直上身，保持身体平
　　　　 衡。吸气，慢慢将头后仰，双手向上抬升。保持15~30秒。

★ Step4：呼气，双手松开，伸向体前撑地。慢慢将胸部和腹部放
　　　　 下，双手交叠，额头抵住手臂。

★ Step5：上身抬起，双手放于右膝两侧，左脚脚尖抵地，抬起左膝。

★ Step6：反向练习。重复3~4次。

● **方法八：新月式**

【瘦身重点】臀部

【动作分解】

★ Step1：以脚掌手掌着地，抬高臀部，手臂和双腿伸直。

★ Step2：左脚向上抬离地面，慢慢抬高，直至与背部、手臂成一条
　　　　 直线。保持15~30秒。放下左脚，落于两手掌之中。右腿落
　　　　 下，以右膝和右脚脚背着地。

★ Step3：吸气，双手胸前合十，髋骨下沉。目视前方，抬高手臂，
　　　　 弯曲腰背部。保持15~30秒。

★ Step4：双手落下，手掌撑地。左腿退回，与右腿并拢。

★ Step5：抬高右腿，反向练习。重复2~3次。

● **方法九：三角式**

【瘦身重点】臀部

【动作分解】

★ Step1：站立姿势。向右跨出3~4个肩位，双腿绷直。

★ Step2：双脚同时右转，右脚转90°，左脚略转30度即可。腰部使力，将上身向右侧弯曲。

★ Step3：右手慢慢向下移动，触右脚脚背。左臂上抬，直至与地面垂直重心下压。保持30~50秒。还原身体。反向练习。重复3~4次。

● **方法十：卧蝶式**

【瘦身重点】臀部

【动作分解】

★ Step1：坐姿，弯曲双腿，以脚心相对，脚跟尽量贴近大腿内侧。双手自然放于双膝，挺直背部。

★ Step2：手肘弯曲，慢慢前倾上身，直至下颌抵地，保持30~60秒，重复3~5次。

❀ **办公室美臀法**

● **方法一：提臀式**

【瘦身重点】臀部

【动作分解】

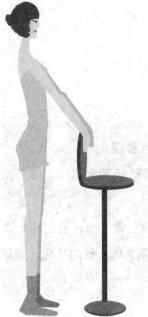

提臀式-1

◎ Step1：站于椅后，双手搭于椅背，后退一小步，挺胸收腹。

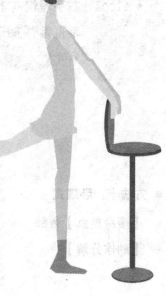

提臀式-2

◎ Step2：呼气，慢慢抬起右腿，同时保持上半身挺直状态，尽力抬高右腿，身体下压，使臀部有绷紧感，保持10~20秒。

★ Step3：还原身体，均匀呼吸，抬左腿，反向练习，重复3~5次。

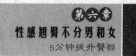

● **方法二：椅后舞蹈式**

【瘦身重点】臀部

【动作分解】

★ Step1：站于椅后，双手搭于椅背，后退一小步，挺胸收腹。

★ Step2：目视前方，向后屈右腿，右手握住右脚脚背，左手保持姿势，平衡身体。

★ Step3：吸气，右手握住右脚尽力上抬，右腿向后撑开，均匀呼吸，保持30~50秒，反向练习，重复3~4次。

● **方法三：上身前倾式**

【瘦身重点】臀部

【动作分解】

★ Step1：坐于椅上，左脚放右腿上，双手自然左脚脚踝和膝盖处。

★ Step2：吸气，挺直背部，使背部有拉伸感。身体慢慢前倾，直至前倾90°，保持身体平衡，同时，臀部保持姿势不变，保持30~60秒。

★ Step3：上身慢慢还原，放回左脚，停留5秒，反向练习，重复3~5次。

● **方法四：上身前倾式（二）**

【瘦身重点】臀部

【动作分解】

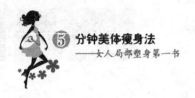
★ Step1：坐于椅上，打开双脚，与肩部同等宽度。

★ Step2：吸气，臀部抬离椅子，双手放于髋部关节，背部前倾，双脚略弯。

★ Step3：吸气，背部前倾约90°，有延长拉伸感，与地面平行，保持30~60秒。坐回椅子。重复3~5次。

● **方法五：屈身侧头式**

【瘦身重点】臀部

【动作分解】

★ Step1：站于椅后，与椅相距约一个肩宽。向外转动双腿。

★ Step2：前倾身体，两臂交叠互抱，手肘部置于椅背，头放手臂上。保持背部挺直。双腿微屈。

★ Step3：左腿上抬，左膝弯至直角，伸向左侧，与髋部高度相同。左脚脚跟外蹬，带动左腿伸直。保持10~15秒。屈左膝，还原与右腿并拢。重复10次。换右腿重复。

● **方法六：顶髋式**

【瘦身重点】臀部

【动作分解】

★ Step1：坐在椅上,两腿自然分开一肩宽，手自然放于椅上。

★ Step2：两脚慢慢踩地前移，身体依靠着椅子向下滑落，直至腰部抵住椅边，臀部滑出椅面。可以以肘部放于椅面支撑身体。

★ Step3：两髋放松，臀部落低。慢慢收紧臀部，上顶髋部，臀部肌肉有明显收紧感，重复25~30次。

● **方法七：二郎腿侧身转式**

【瘦身重点】臀部

【动作分解】

★ Step1：身体坐于椅上，抬起右腿越过左腿使右脚落于左侧椅面。

★ Step2：左手搭在右腿大腿外侧，尽力使大腿内侧贴近腹部。以右手扶住椅背，同时向右后方转动上身，使右侧臀部有绷紧拉伸感。到达极限时停留15秒左右。

★ Step3：反向练习。重复3~4次。

● **方法八：跪姿后蹬腿式**

【瘦身重点】臀部

【动作分解】

★ Step1：于椅子右侧站立，左手搭于椅背，右手搭在椅边，上抬左腿，跪于椅上。

★ Step2：屈右膝上抬右腿，使之贴近胸部，到达极限后，慢慢向身体后上方伸展。右脚尖紧勾，脚跟部使力后蹬，伸直右腿。

★ Step3：重复10次之后，反向练习10次。左右各重复30次。

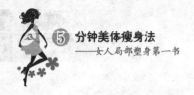

● **方法九：椅侧转膝式**

【瘦身重点】臀部

【动作分解】

★ Step1：身体站于椅子左侧，以左手搭于左腰部，右手搭在椅背上。前后分开两腿，同时抬起两脚后跟，保持上身挺直状态，双膝屈成直角，停留3~5秒，还原身体。

★ Step2：上抬左腿，直至大腿与地面平行，慢慢下蹲身体，停留3~5秒，还原。

★ Step3：向体外转动左膝，放松髋部，屈膝下蹲，停留3~5秒，还原。

★ Step4：反复重复以上动作5分钟。

● **方法十：抬腿提臀式**

【瘦身重点】臀部

【动作分解】

★ Step1：站于椅后，双手搭于椅背，左脚尖向前，转右脚脚尖向外侧，右脚垂向左脚。

★ Step2：保持上身挺直状态，缓慢上抬右腿，到达极限后停留3~5秒，再缓慢放下，重复7~10次，换左腿练习。

健身球提臀法

● 方法一：背压式

【瘦身重点】臀部

【动作分解】

◎ Step1：将健身球放于身体和墙壁中间，分开两腿，与肩等宽。以腰背部位向墙体顶住健身球，两臂放在胯部。

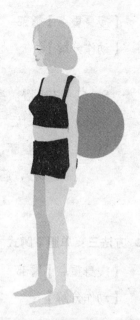

背压式-1

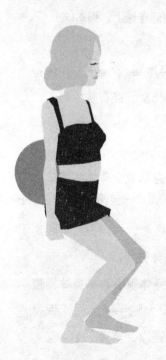

◎ Step2：屈双膝，以脚跟使力，将身体垂直下蹲，保持5秒钟，慢慢起身，保持背部挺直，重复10~15次。

背压式-2

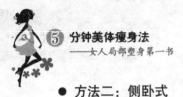
● **方法二：侧卧式**

【瘦身重点】臀部

【动作分解】

> ★ Step1：右侧卧。身体右侧肩部和胸部贴紧地面。
>
> ★ Step2：右腿向后屈膝，靠近健身球面。左腿与身体保持伸直状态。
>
> ★ Step3：收紧腹部，臀部慢慢上抬，使臀部肌肉有收紧之感，保持3~5秒，还原身体。重复5~10次。

● **方法三：单腿下蹲式**

【瘦身重点】臀部

【动作分解】

> ★ Step1：身后半米处放健身球，左脚以脚背处放健身球上，脚掌向上。
>
> ★ Step2：右腿微微前屈，双手扶腰部站立。
>
> ★ Step3：右腿继续下蹲下压身体，直至左膝离地面15cm左右，保持身体平衡，停留5秒。身体还原，重复5次。换右腿练习。

● **方法四：弓步下蹲式**

【瘦身重点】臀部

【动作分解】

> ★ Step1：将健身球放于身体和墙体之间，并置于腰背处，双手扶胯。
>
> ★ Step2：左腿在前，右腿在后，距离一肩宽站立，身体微蹲。
>
> ★ Step3：平衡身体重心，将身体慢慢蹲下，直至左腿大腿平行地面，保持15~30秒。起身还原，重复5~10次。

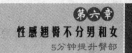

- **方法五：俯卧上抬腿式**

  【瘦身重点】臀部

  【动作分解】

  ★ Step1：以腹部压在健身球上，双臂垂于身体两侧。

  ★ Step2：上抬左腿，绷紧腰腹部，背部保持挺直，臀部肌肉有紧绷感。

  ★ Step3：尽力上抬左腿，使臀部肌肉拉紧，保持15~30秒，放下左腿，重复5次，反向以右腿练习。

- **方法六：滚球式**

  【瘦身重点】臀部

  【动作分解】

  ★ Step1：身体平躺，双手自然放于身体两侧，双脚脚跟部位放在健身球上。充分抬起臀部和背部，以肩部抵地使力。

  ★ Step2：屈双膝，双脚交替踩球，使之移向臀部，直至自己能力极限，保持3~5秒。

  ★ Step3：将球退回，身体舒展。再次重复5~10次。

- **方法七：双腿夹球式**

  【瘦身重点】臀部

  【动作分解】

★ Step1：身体平躺，双手自然放于体侧，以双脚脚踝将健身球夹紧。

★ Step2：慢慢上抬双腿到垂直地面，右腿慢慢落下，使健身球停留于右脚脚背，保持5~10秒。

★ Step3：右腿上抬，换左腿落下。重复5~10次。

● **方法八：仰卧上抬腿式**

【瘦身重点】臀部

【动作分解】

★ Step1：身体平躺，伸直双腿。双脚脚跟部位放于健身球上。

★ Step2：右腿抬起，右脚绷直，向脸部方向靠近。

★ Step3：保持双膝伸直，右腿抬到极限后，停留15~20秒。还原右腿，换左腿练习。重复5~10次。

● **方法九：弓步滚球式**

【瘦身重点】臀部

【动作分解】

★ Step1：站立，双腿分开一肩宽，屈右膝，将右脚脚背处放于身后的健身球上。

★ Step2：屈左膝，以右脚脚背处使力后滚健身球，重心同时下移，直到左腿大腿与地面平行。保持颈背部直线。

★ Step3：慢慢将球滚回，左腿还原伸直状态，重复10次，换左脚放于健身球上重复以上动作10次。

● **方法十：俯身屈腿式**

【瘦身重点】臀部

【动作分解】

★ Step1：健身球置于胯下，身体俯卧状态，以双臂支撑身体，分开
　　　　　双腿，与肩同宽。

★ Step2：向上弯曲双膝成90°，脚心向上。将双腿上下摆动，使臀部
　　　　　收紧，腹部紧绷。

★ Step3：健身球不要滚动，背部也勿拱起。重复20~25次。

● **方法十一：地面漂浮式**

【瘦身重点】臀部

【动作分解】

★ Step1：屈身，健身球放于身体和地面之间，双手环过健身球扶地
　　　　　支撑，脚尖抵地。

★ Step2：以臀部使力，双腿上抬，使臀部绷紧酸痛感，保持5~10秒。

★ Step3：双腿放回，重复10~20次。

● **方法十二：跪姿上抬腿式**

【瘦身重点】臀部

【动作分解】

★ Step1：身体跪姿，以双肘和双膝着地，健身球放于胸腹部下方，上身和腰背部与地面保持平行。

★ Step2：慢慢将右膝尽力向胸部靠近，保持5秒，再抬向后侧上方，抬至最高时，保持5秒。

★ Step3：慢慢放下右腿，还原与左膝并拢状态。稍微停留，重复5~10次。反向练习。

 转腿扭腿美臀法

● **方法一：跨腿式**

【瘦身重点】臀部

【动作分解】

◎ Step1：身体右向侧卧，屈右肘成90°，以手心向下贴地，左手前放于腰腹处撑地。

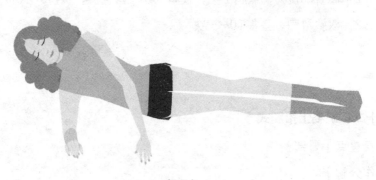

跨腿式-1

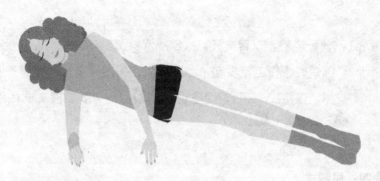

跨腿式-2

◎ Step2：左手扶地支撑大腿使力离开地面，保持身体为直线。慢慢
放下腿部，还原右侧卧体位。重复10~15次。换左侧卧。

● **方法二：转腿式**

【瘦身重点】臀部

【动作分解】

★ Step1：采取坐姿，屈双膝，使脚跟部贴近大腿。

★ Step2：双手手掌从体后支撑，缓慢左右转动双膝，转动中，使双膝
尽量接触地面，各侧重复15~20次。

● **方法三：俯卧抬腿式**

【瘦身重点】臀部

【动作分解】

★ Step1：俯卧姿势，双臂交叉，头部放双臂上。

★ Step2：吸气，慢慢上抬右腿，绷紧脚尖，抬至最高，使臀部有绷紧感。保持10~15秒，慢慢放下，重复15~20次，换左腿上抬。

● **方法四：屈腿式**

【瘦身重点】臀部

【动作分解】

★ Step1：普通站姿，双腿略宽于肩，双膝并拢，双手放髋部。

★ Step2：屈膝，手放地面，右腿向后与左腿交叠，右脚脚趾要触到地面。还原右腿，身体直立。重复10~15次。换左腿反向练习。

● **方法五：上举式**

【瘦身重点】臀部

【动作分解】

★ Step1：以双手双脚支撑身体着地。

★ Step2：下落小臂，双臂间隔与肩等宽；落下双膝，大腿垂直地面。

★ Step3：慢慢上抬双膝，以前脚掌着地。左脚继续向胸部方向上抬，脚跟反转向上。保持片刻，还原，始终保持双膝离地。重复10~15次。反向以脚练习。

● **方法六：双臂前举式**

【瘦身重点】臀部

【动作分解】

★ Step1：身体站立，双脚分开，与肩同宽。双臂手心向内，自然垂
于体侧。

★ Step2：后撤左腿，双膝微屈，直至屈至直角。保持3~5秒。

★ Step3：右腿伸展，同时左腿向后伸展。双臂前举，与地面平行。
此时，臀部有收紧之感。保持3~5秒。左腿收回。稍稍停
留，再次重复，共10~15次。反向练习。

● **方法七：仰姿紧臀式**

【瘦身重点】臀部

【动作分解】

★ Step1：仰卧，双脚分开一肩宽，健身球放于双脚之间，双臂自然
放于体侧，调整呼吸。

★ Step2：呼气，慢慢上抬腰部，保持5秒，还原，重复15~20次。

● **方法八：俯身屈腿式**

【瘦身重点】臀部

【动作分解】

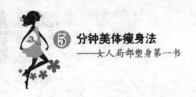
★ Step1：俯卧在地板上，双臂交叉托住头部，绷直脚尖。

★ Step2：以臀部使力，抬高左脚，保持腿部伸展，还原，换右腿抬
高，反复重复以上动作5分钟。

 家居美臀操

● **方法一：滑水式**

　　【瘦身重点】臀部

　　【动作分解】

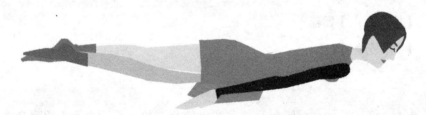

滑水式-1

◎ Step1：身体伏爬，腹部下方放进一个垫子。双脚脚掌交叉放置垫
子后方。

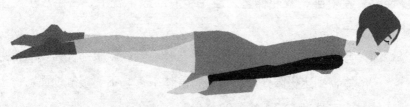

滑水式-2

◎ Step2：以臀部使力，双腿前后交互往返。双脚交替，8次为一组。
一组之后停留5秒左右，重复3~5组。

● **方法二：走路下蹲式**

【瘦身重点】臀部

【动作分解】

★ Step1：双手各握1千克左右哑铃，以左脚前右脚后站立。

★ Step2：背部挺直，屈左腿向前，同时慢慢后移右脚，到右小腿平行
地面，放松身体。慢慢还原右腿。左右各脚做8次为一组，
重复3~5组。

● **方法三：侧卧上抬式**

【瘦身重点】臀部

【动作分解】

★ Step1：左侧卧，双腿伸直，屈左手肘部放于枕上，右手放于左手一侧。

★ Step2：弯曲右腿，将右侧小腿放于左腿后侧。以腰部使力，上抬身体，到达极限处时，慢慢将身体下落，不要接触地面，一上一下是为一组，重复30~50组。

● **方法四：夹笔式**

【瘦身重点】臀部

【动作分解】

★ Step1：普通站姿，双腿并拢，双手自然放于身体两侧。

★ Step2：挺直背部，取一支笔放于臀部中间，双腿伸直，臀部肌肉使力，紧紧夹笔，保持3~5分钟即可。

● **方法五：扭摆式（一）**

【瘦身重点】臀部

【动作分解】

★ Step1：站立姿态，以手叉腰。

★ Step2：屈膝，腹部使力前挺，保持3~5秒还原；伸直双腿，腹部后缩，臀部使力翘起，保持3~5秒。

★ Step3：伸直右腿，左膝微屈，向身体右侧摆臀，保持3~5秒，还原；左腿伸直，微屈右膝，臀部左摆，保持3~5秒，还原。

★ Step4：4个动作为一组，共重复5分钟。

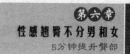

● **方法六：扭摆式（二）**

【瘦身重点】臀部

【动作分解】

★ Step1：普通站姿，双手叉腰。

★ Step2：挺直背部，双膝微屈，上抬双手，双臂伸展，十指交叉。

★ Step3：伸直右腿，臀部右摆，停留3~5秒，还原；左腿伸直，臀部左摆。一右一左是为一组，重复30~50组。

● **方法七：臀部走路式**

【瘦身重点】臀部

【动作分解】

★ Step1：坐姿，并拢双腿，挺直脊柱，两臂交叉，双手搭于双肩。

★ Step2：上抬左侧大腿，以腰部和臀部使力，使得臀部前移，前行30秒；换右侧臀部使力前移，行进30秒；左右为一组，重复5组。

● **方法八：提拉式**

【瘦身重点】臀部

【动作分解】

> ★ Step1：普通站姿，双腿略略分开，双手以掌心扣在臀部，腰背挺直。
>
> ★ Step2：双臂使力，由下而上提拉臀部。重复50~70次，直到臀部肌肉微微发热。

● **方法九：棍子操（一）**

【瘦身重点】臀部

【动作分解】

> ★ Step1：将棍子放置在肩颈部位，双手搭住，使之不掉落。两腿略分开，宽于一肩，将双脚脚趾扭向身体外侧。
>
> ★ Step2：身体下蹲，到大腿平行地面，然后左扭身体90°，起身还原；再次下蹲，身体右转90°，起身还原。一左一右为一组，重复8组，休息半分钟。共做3个8组。

● **方法十：棍子操（二）**

【瘦身重点】臀部

【动作分解】

> ★ Step1：（准备一个30cm左右高度的板凳或台阶）站立姿态，分开双手，宽度同肩。
>
> ★ Step2：棍子放在脖颈部位，双手将其固定，左脚踩在台阶上，下蹲身体，使大腿与地面平行。起身站立，左脚站直，上抬右腿，伸直。停留1秒。还原站立姿态。重复10次。
>
> ★ Step3：右脚站立台阶，反向练习，重复10次。休息15~30秒。一左一右为一组，重复4组。

● **方法十一：长凳抬腿式**

【瘦身重点】臀部

【动作分解】

★ Step1：准备一张长凳子，身体俯卧在上，两腿垂在长凳两侧。

★ Step2：以腹部使力，上抬双腿，直至身体与地面平行。停留3~5
秒，双腿慢慢放下。8次一组，停留30秒钟，再做一组。

● **方法十二：以腿画圆式**

【瘦身重点】臀部

【动作分解】

★ Step1：坐姿。伸直双腿向前，双手以手肘撑地。

★ Step2：背部慢慢后倾，腹部使力，上抬双腿与地面成45°。脚尖
绷直，并拢双腿右向画圆12次，停留1秒，双腿再次左向画
圆。左右为一组，中间停留30秒。再次重复一组。

● **方法十三：下蹲走路式**

【瘦身重点】臀部

【动作分解】

★ Step1：站立姿态，双腿分开略宽于肩，双脚各自外倾90°。

★ Step2：身体下蹲，迈左脚，右脚跟上，保持蹲坐跨步走。向左走出
10~15步。向右回走相同的步数。

● **方法十四：臀部滚动式**

【瘦身重点】臀部

【动作分解】

★ Step1：身体仰卧，屈起双膝，上抬至胸，两臂自然放于身体两侧。

★ Step2：臀部使力，慢慢右转，同时头部慢慢左转，双膝转至抵地。停留5~10秒，还原。反向左转臀部。左右转向10次为一组，重复3~5组。

● **方法十五：紧臀式**

【瘦身重点】臀部

【动作分解】

★ Step1：跪姿。以臀部压住双脚，双手自然放于两侧大腿。

★ Step2：上身抬起，直至与大腿成90°，此时，臀部绷紧，保持3~5秒。

★ Step3：呼气，身体还原。8次一组，重复2~3组。

● **方法十六：举臀式**

【瘦身重点】臀部

【动作分解】

★ Step1：仰卧姿态，双手自然放于身体两侧。双腿分开小于一肩，双膝屈起，双脚脚掌着地。

★ Step2：臀部使力收紧，慢慢上抬，使背部离地，以肩部和双脚支撑身体。保持5~10秒。10次一组，重复2~3组。

● 方法十七：压臀式

【瘦身重点】臀部

【动作分解】

★ Step1：身体俯卧，双臂略弯放于体侧。

★ Step2：慢慢翘起双腿15cm左右，收紧臀部，双腿一上一下拍打动作，拍打动作要使得臀部肌肉感到震动。拍打20次为一组，重复4~5组。

● 方法十八：抬臀式

【瘦身重点】臀部

【动作分解】

★ Step1：普通站姿，双腿略略分开，双手以掌心扣在臀部，腰背挺直。

★ Step2：双臂使力，由下而上提拉臀部。重复50~70次，直到臀部肌肉微微发热。

● **方法十九：踮脚走路式**

【瘦身重点】臀部

【动作分解】

★ Step1：站立姿态，挺直腰背。

★ Step2：臀部上提收紧，脚尖上踮，脚跟着地，慢慢再以脚趾根部着地，自然摆臂前行，若有楼梯，可练习上楼，也可选择开阔的室外。坚持踮脚走路10分钟，休息30秒。行走30~60分钟。

● **方法二十：跪姿翘臀式**

【瘦身重点】臀部

【动作分解】

★ Step1：俯身，手掌着地。双膝朝胸部方向跪起，以膝盖着地。

★ Step2：以臀部使力，带动双腿向上抬起，直至小腿与地面垂直。

★ Step3：双膝并拢，臀部使力上抬大腿，臀部有明显的绷紧感。到达极限时停留3~5秒，慢慢还原。8次一组，重复4~6组。

 哑铃美臀操

● **方法一：仰卧提哑铃式**

【瘦身重点】臀部

【动作分解】

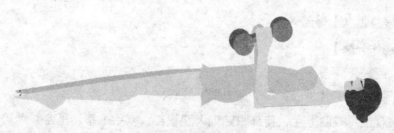

仰卧提哑铃式-1

◎ Step1：平躺地面，双手握紧哑铃，屈起双肘，肘部撑地，小臂垂
　　　　直地面。

◎ Step2：缓慢上举双臂，停
于双臂伸直状态。停留3~5秒，
慢慢落回肘部支撑。重复动作
7~10次。

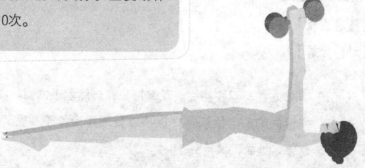

仰卧提哑铃式-2

● **方法二：斜上举哑铃式**

【瘦身重点】臀部

【动作分解】

> ★ Step1：身体仰卧，掌心向上握紧哑铃。
> ★ Step2：双膝上屈，使脚跟贴近大腿根部，双手上举，呈合并之势，
> 慢慢举过头顶。停留3~5秒。还原，重复7~10次。

● **方法三：双臂抻拉式**

【瘦身重点】臀部

【动作分解】

> ★ Step1：普通站姿，上身挺直，打开双腿，略宽于肩。双手持哑铃
> 交叉放于反侧肩膀。
> ★ Step2：双臂使力拉开伸展，直至与肩成直线，与地面成平行状态。
> 停留3~5秒。反复7~10次。

● **方法四：凌空式**

【瘦身重点】臀部

【动作分解】

> ★ Step1：身体站立，双膝并拢。双臂持哑铃自然垂于体侧。
> ★ Step2：慢慢向胸前上抬双臂，保持双臂间距离等于肩宽，直至双
> 臂平行地面，保持5~10秒。
> ★ Step3：屈肘，小臂上举，直至与大臂成垂直状态，保持5~10秒。
> 还原。重复15~20次。

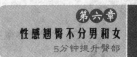

● **方法五：后举式**

【瘦身重点】臀部

【动作分解】

> ★ Step1：身体站立，双臂持哑铃自然垂于体侧。
>
> ★ Step2：屈右膝压左腿，使右大腿与地面平行。右手放于腿上，左手微微屈肘，停于腰部。慢慢向后侧伸展左臂，到达极限时，保持3~5秒，反复5次。换右手，重复5次。5次一组，共重复2~3组。

● **方法六：绕举式**

【瘦身重点】臀部

【动作分解】

> ★ Step1：普通站姿，上身挺直，打开双腿，略宽于肩。双手持哑铃垂于体侧。
>
> ★ Step2：双膝微屈，呈半蹲状态，双腿站起，两臂交叉从体前上举，各自划圆，落于体侧，同时，身体再次下蹲。10次一组，重复3~5组。

● **方法七：俯卧上抬臂式**

【瘦身重点】臀部

【动作分解】

★ Step1：身体俯卧，双脚需保持不动（可找人帮助按压），双手可握哑铃放于体侧。

★ Step2：双手慢慢上抬，同时双脚也慢慢上抬，以脚掌朝上，到达极限时，臀部有紧绷感，慢慢放下双手双脚，8次一组，重复3~4组。

● **方法八：上抬臂式**

【瘦身重点】臀部

【动作分解】

★ Step1：站立姿态，双脚微分一个肩宽，双臂自然垂于体侧。

★ Step2：慢慢从两侧上抬双臂，直至伸直与肩成直线，以腰臀部使力，抬高左臂，保持双臂直线状态，抬至最高时，臀部有收紧感。慢慢落下还原，反向抬右臂，一左一右为一组，8次一组，重复3~4组。

● **方法九：深蹲式**

【瘦身重点】臀部

【动作分解】

★ Step1：普通站姿，上身挺直，打开双腿，略宽于肩。

★ Step2：双脚微微分开，各转向外90°，挺直腰背，双膝屈起，慢慢蹲至最低，然后臀部收紧，大腿使力，起身还原。8次一组，重复2~3组。

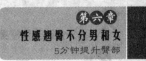

● **方法十：箭步蹲式**

　　【瘦身重点】臀部

　　【动作分解】

★ Step1：普通站姿，双手持哑铃自然放于体侧，双腿自然分立。

★ Step2：前跨右脚，屈下双膝，右腿成直角，左腿膝盖贴近地面，保持3~5秒。还原，反向重复。一左一右为一组，重复8组后，休息15~30秒，再重复1组。

● **方法十一：俯卧弯腿式**

　　【瘦身重点】臀部

　　【动作分解】

★ Step1：身体俯卧，双脚夹住哑铃，双臂屈肘支撑身体。

★ Step2：上抬双脚，使小腿与地面垂直，以臀部使力带动双腿继续上抬，抬至极限时停留1秒，慢慢还原，8次一组，重复2~3组。

 美臀舞跳起来

● **方法一：salsa舞（一）**

　　【瘦身重点】臀部

　　【动作分解】

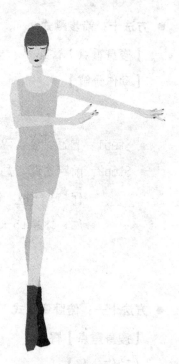

◎ Step1：自然站立，双腿并拢，双手摆兰花指姿势放于身体两侧，抬左脚迈向右脚前方，与右脚一起点地一次，双手兰花指，指向身体左侧。此为1拍。

salsa舞-1

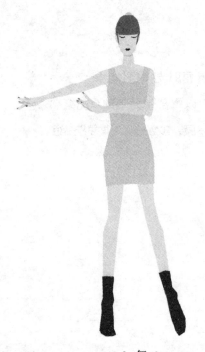

salsa舞-2

◎ Step2：移动左脚回身体左侧，呈与右脚平行状态，再点地一次，双手兰花指同时指向身体右侧。此为1拍。

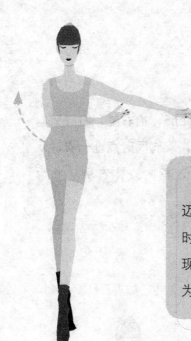

◎ Step3：抬起左脚重复Step1动作，迈向右脚前方，双脚同时点地一次。此时，身体重心要落在右脚上，使胯部出现扭动的动作，双手指向身体左侧。此为1拍。

salsa舞-3

★ Step4：稍稍停歇，把身体中心换到左脚，保持腰背部挺直。此为1拍。

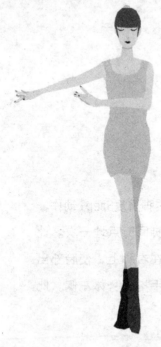

◎ Step5：抬右腿，右脚迈向左脚前，双脚同时点地一次，双手反向，指向身体右侧。此为1拍。

salsa舞-5

◎ Step6：后退右脚还原到与左脚平行位置，点地一次，双手跟随动作指向身体左侧。此为1拍。

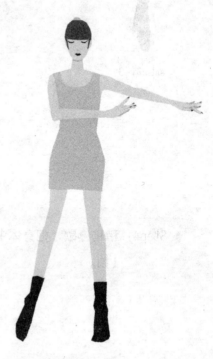

salsa舞-6

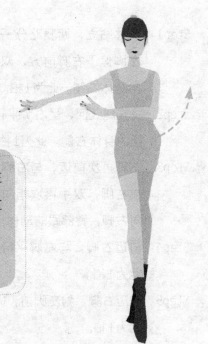

◎ Step7：再次前迈右脚，停在左脚前方点地一次，此时将身体重心落在左脚，而双手再次换方向，指向身体右侧。此为1拍。

salsa舞-7

★ Step8：身体停顿。重复上述动作。

● 方法二：salsa舞（二）

【瘦身重点】臀部

【动作分解】

★ Step1：身体站立，两腿略分一肩宽，双手兰花指垂在体侧。前迈左脚停于右脚前方，双脚同时点地一次，抬手臂将手指指向身体左侧。此为1拍。

★ Step2：将左腿收回，呈右脚平行状态，点地一次，同时将双手反向指向身体右侧。此为1拍。

★ Step3：左脚再次前迈，与右脚同时点地一次，点地同时将重心落在右脚，双手再次指向身体左侧。重心快速转向左脚再转向右脚，臀部跟随动作呈现收紧状态。此为1拍。

★ Step4：前迈右脚，与左脚平行，点地一次，双手保持姿势不动。此为1拍。

★ Step5：前迈右脚，到左脚前，同时点地，双手兰花指向身体右侧。此为1拍。

★ Step6：右脚退回到身体右侧，与左脚平行的位置，点地一次，双手反向，指向身体左侧。此为1拍。

★ Step7：右脚迈向左脚前，双脚同时点地一次，左脚身体重心转移到右脚，双手再次指向身体右侧。此为1拍。

★ Step8：左脚前迈，到身体左侧与右脚平行状态，点地一次，双手保持动作不变。此为1拍。

★ Step9：重复上述动作。

● 方法三：肚皮美臀舞（一）

【瘦身重点】臀部

【动作分解】

★ Step1：身体站立，微微弯曲双膝，双臂左右自然伸展，拇指靠近
　　　　示指，成兰花状。

★ Step2：右侧臀部使力，向前方推，左臀在后，上身保持不变，依然
　　　　面朝前方。

★ Step3：反向而行，左侧臀部使力向前方猛推，收回右臀，上身仍朝
　　　　向前方，臀部扭动带动腰腹部一起扭转。动作熟悉后，速度
　　　　慢慢加快。8次为一组，重复4~6组。

● **方法四：肚皮美臀舞（二）**

【瘦身重点】臀部

【动作分解】

★ Step1：站立姿态，微微弯曲双膝。两臂自然向两侧伸展，手指
　　　　兰花。

★ Step2：上抬右臀，到达极限，双肩保持不变。

★ Step3：右臀放松，上抬左臀，到底最高极限。双肩依然呈水平
　　　　直线。

★ Step4：动作熟悉后，速度加快，8次一组，重复4~6组。

★ Step5：双腿分开，略宽于肩。上抬右臀，到达最高；放松右臀，重
　　　　复上抬左臀，到达最高极限，左右侧轮换上抬，始终保持双
　　　　肩部水平状态。

★ Step6：将动作连续来做，使抬臀自如，臀部有明显上抬动作，轮流
　　　　上抬臀部，8次一组，重复4~6组。

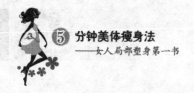

● **方法五：肚皮美臀舞（三）**

【瘦身重点】臀部

【动作分解】

★ Step1：站立姿态，双腿分开，略宽于肩。膝盖微微弯曲。

★ Step2：臀部使力向身体左侧移动，所有动作都须维持肩部水平状态。

★ Step3：臀部绷紧使力，向前推送。继续将臀部推向身体右侧。

★ Step4：然后，臀部使力向后。动作连续起来，就如同以臀部画圈。将动作连贯，做4个8拍。

★ Step5：反向以臀部画圈，将臀部推向右侧，再向后，然后向左侧，最后是向前方使力。一样做4个8拍。

● **方法六：肚皮美臀舞（四）**

【瘦身重点】臀部

【动作分解】

★ Step1：站立姿态，双臂自然平伸于身体两侧。

★ Step2：首先前迈右脚到左脚前方，迈左脚向身体左侧一大步，同时将臀部左侧向上猛甩，保持肩部水平状态。

★ Step3：左脚迈向右脚前方，同时将右脚向身体右侧大跨一步，右臀上甩。头部可配合动作转向右侧，肩部保持。8次为一组，重复3~4组。

● **方法七：肚皮美臀舞（五）**

【瘦身重点】臀部

【动作分解】

★ Step1：站立姿态，双臂自然放于体侧，手指自然兰花状。

★ Step2：左腿微微弯曲，直至左脚脚跟抬起，脚尖点地，同时臀部左侧上提，双臂手肘微屈，将左手放于左大腿，右手停放于腹前。

★ Step3：双膝微微屈向身体左侧，膝盖并拢，臀部有下坐之状，左侧臀部微微上抬。上身偏向右方略移，以左手叉腰，右手上抬，指向身体左侧。

★ Step4：上身还原，右腿迈向身体前方，屈膝，脚跟抬起，脚尖点地，右手从左侧划向胸前。

★ Step5：上身左转，右脚左移到左脚前，脚尖点地，脚跟抬起，同时右臀使力上提。双臂上举，手肘微屈，置于头部后方，胸部使力向前方挺伸。

★ Step6：身体右转，右脚前迈，左脚尖点地，双臂落下，胸前平行伸直，双手手指并拢，手心向下，手腕使力，使手掌上翘。

★ Step7：左脚前移一两步，右脚跟上，双手举过头顶，臀部使力，随左脚向后摆动一两次，同时收紧腹部，向前挺胸。

★ Step8：将身体转成面前前方，同时胸部前挺，略向右扭动上身，两臂手肘微屈，放于体侧，屈右膝前迈，交叉与左腿前方。

★ Step9：右脚后迈，臀部摆向左侧，左脚后迈，臀部摆向右侧，将动作连贯，使臀部漂亮连续地左右摆动，随臀部摆动，双手自然与体侧摆动。

★ Step10：双脚连续前后点地摆臀踏步，左右摆动时臀部要尽力摆出，配合动作，将双手上抬过头部，随身体韵律左右挥舞。

★ Step11：慢慢将动作连贯，每个动作可单独练习，也可以组合起来形成连续动作。

● **方法八：肚皮美臀舞（六）**

【瘦身重点】臀部

【动作分解】

★ Step1： 身体站立，保持放松，两臂自然放于体侧，双腿之间略
分开。

★ Step2： 双手手指分开，拇指和中指略略靠近，成优雅的兰花指。

★ Step3： 两腿膝盖微微屈起，将臀部肌肉收紧，上身保持向前姿势。
左脚脚尖着地，向前迈一小步，以右脚来承担身体重心。

★ Step4： 以腹部呼吸，左提臀部，斜推向身体前方，有一股向前顶出
臀部之力。

★ Step5： 双臂向上抬起，与肩膀部成水平状态，掌心向下，肩部使力
向上耸起，左转头部。左脚退后，与右脚并拢，自然弯曲
双膝。

★ Step6： 右脚迈向前方，以脚尖着地，重心落在左脚脚掌。臀部右
提，尽力斜向身体前方推出，顶向前方。

★ Step7： 将动作连贯起来，依次前迈左脚、再迈右脚，10分钟为一
组，停留30秒左右，重复进行3~4组。

● **方法九：肚皮美臀舞（七）**

【瘦身重点】臀部

【动作分解】

★ Step1：身体仰卧，微微屈膝，将双膝上抬，两脚分开约一肩宽，掌心向下，将双臂略打开于体侧。

★ Step2：下颌上抬，身体略侧向左，并拢双膝，翻转双手，伸向头部。

★ Step3：双手上抬，带动上身抬起，能感觉到臀部肌肉绷紧。

★ Step4：身体站起，双手自然放于体侧，前迈左脚，以脚尖点地，上提右臀。

★ Step5：前迈右脚，右膝微屈，左臀上提。

★ Step6：还原站立姿态，双膝微屈，双手叉腰，收紧腹部。

★ Step7：右扭腰，右臀上提，右转头部；臀部左摆，双膝微屈，头部转左。

★ Step8：将动作连贯，5分钟休息30秒，共练习20~30分钟。

● **方法十：肚皮美臀舞（八）**

【瘦身重点】臀部

【动作分解】

★ Step1：站立姿态，打开双腿略宽于肩，两臂打开，抬起身体两侧，手腕翻转，掌心向外。

★ Step2：胸部前挺，绷紧胸部肌肉，慢慢移向右侧。略停，挺胸移向左侧。

★ Step3：以臀部画圆，向前、左、右、后侧顺时针转动。转动两次，再以逆时针臀部画圆。

★ Step4：右手保持，左手上抬，点碰头部，以左脚点地，上提右臀两次。臀部落下，再以右脚点地，上提左臀2次。

★ Step5：左手伸向前方，右手伸向前方，同时左向右提臀。

★ Step6：双手放在各侧胯部，慢慢向前推右肩。还原，再前推左肩。

★ Step7：保持双手姿势，绷紧胸部左移，提右臀，右移，提左臀。

★ Step8：将动作连贯，练习5分钟，休息10秒，练习20~30分钟。

● **方法十一：肚皮美臀舞（九）**

【瘦身重点】臀部

【动作分解】

★ Step1：站立姿态，双臂两侧上抬，手腕翻转，掌心向外。两臂左右扭起来，像波浪的样子。先左侧扭向右侧，再右侧扭向左侧，左右各做4~5次。

★ Step2：双手叉腰，前挺胸部，腹部收紧。保持3~5秒。

★ Step3：保持前一步姿势，上下耸肩。连续5~6次。

★ Step4：双腿并拢，两臂自然垂下，踮右脚尖，提右臀；踮左脚尖，提左臀。左右各提4~5次。

★ Step5：两臂于体侧打开，自然上抬，腰部前推，左脚向体侧前迈，微屈左膝。左脚退回，以脚尖着地，臀部使力后提。反向以右脚前迈，重复动作。各重复4~5次。

★ Step6：左手上抬，右手在下，踮右脚脚尖，前顶右臀；反向踮左脚脚尖，前顶左臀。各重复4~5次。

★ Step7：双臂落于体侧，左右两脚依次退后，后走3步，停下，再向前走回。

★ Step8：上抬左臂，前挺胸部，腹部收紧，左腿前迈，上提左臀，右腿前迈，上提右臀。也可以原地踏步的形式进行。动作连贯，使臀部漂亮的甩起来。

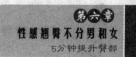

● **方法十二：肚皮美臀舞（十）**

【瘦身重点】臀部

【动作分解】

★ Step1：站立姿态，右腿前迈，上身侧转，手臂上抬过头顶，手指抓紧，使手臂伸展。

★ Step2：将右臀略向上提，手臂姿势不变，左臀前顶。

★ Step3：腰臀部位使力后扭，配合动作，双膝微屈，左脚脚尖踮起。反向动作1次。

★ Step4：右臂落下，左臂保持上抬，手腕反扣。

★ Step5：前挺胸部，上身前扭，然后后扭，微微落下身体，左手屈肘，手腕上抬，五指张开。

★ Step6：右手上抬，手腕反扣，左手放于体侧。右手肘微屈，手腕反转上抬右手。配合臀部，再次练习。

★ Step7：将动作连贯，重复3~4次。

● **方法十三：肚皮美臀舞（十一）**

【瘦身重点】臀部

【动作分解】

★ Step1：站立姿势，胸部前挺，双臂自然垂于体侧。

★ Step2：上抬左腿，屈左膝成直角，脚跟略靠向右膝。

★ Step3：保持上身姿势，将左膝转向体后。

★ Step4：慢慢落下左脚，并向右脚。上抬双臂，肘部微屈，掌心向下。

★ Step5：慢慢上抬左脚，到大腿与地面平行，同时，微屈右膝。

★ Step6：重心停在腰部，将身体微微放低，左腿由前慢慢转体后抬起，左侧臀部绷紧上提。

★ Step7：左腿落下，同时上抬两手，除拇指外，其余四指并拢，左脚脚跟靠近右侧脚尖部位，向后向上提臀。

★ Step8：身体向右微倾，臀部向左向上提，同时，手肘微屈，上抬双手，右膝微屈，右脚脚跟靠近侧脚尖。

★ Step9：将动作连贯起来，完整一次算是一组，每次重复5~10组。

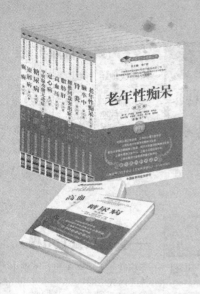

《名医与您谈疾病丛书》

医学界三大院士携手科普顾问　多家协会联合郑重推荐
一度得到市场热捧的畅销书隆重再版上市
集名医解答指导、问题全面实用之优势屹立于科普书林

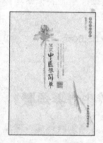

《其实中医很简单》

中医入门丛书，用最朴素的语言解释看似复杂的道理，启发最实效的医学真理。

◎ 定价：29.00元

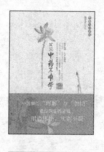

《其实中药不难学》

中医崇尚"理解"与"领悟"，看似深奥的道理，用心体悟，实则至简。

◎ 定价：39.80元

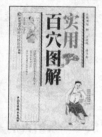

《实用百穴图解》

配送超值动态穴位定位视频
找准穴位不再是专业人士的专长
100余个常用穴位　27个常见
病穴位治疗配方

◎ 定价：19.80元

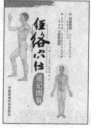

《经络穴位速记图解》

图文并茂，穴位位置清楚易找——患者自疗之友
条理清晰，内容精炼实用便携——学生考试临床常备

◎ 定价：28.00元

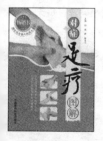

《对症足疗图解》

赠送超值操作视频光盘　百试百灵的养生祛病方法
提升美丽指数的的按摩帮手

◎ 定价：35.00元

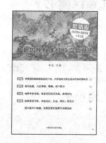

《最新国际标准经络穴位挂图》

彩色印刷，赠送超值操作手册，按图索骥，易学易操作。

◎ 定价：26.00元

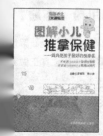

《图解小儿推拿保健——妈妈是孩子最好的按摩医》

不吃药也能治病的智慧，不打针也能缓解病痛的技巧。

◎ 定价：32.00元

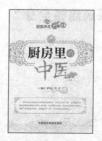

《厨房里的中医》

据记载，中医汤药的起源，就是从厨房里走出来的。简单小药能奏效的背后，深藏着字字中医、句句传统的深奥道理……

◎ 定价：25.00元

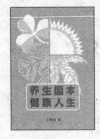

《养生固本健康人生》

正气、阴阳、脏腑的调养 。
饮食、起居、运动、情志的合理。
健康、家庭、事业的平衡。

◎ 定价：18.00元

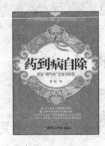

《药到病自除》

药是天地给人类健康的恩赐
药是中医养生救命之道的结晶
人人都可以懂得用中成药来提
高自己的生命质量
人人都可以学会用心药来让生
命充满健康和欢喜

◎ 定价：29.00元

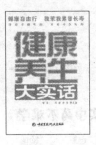

《健康养生大实话》

健康自由行　我荤我素皆长寿
没有不能吃的　只有不会吃的

◎ 定价：28.00元

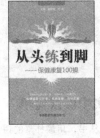

《从头练到脚
——保健康复100操》

不积跬步无以至千里，不积小
流无以成江海
保健操看似简单，长期坚持，
功效卓然

◎ 定价：35.00元

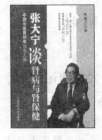

《张大宁谈肾病与肾保健》

世界上第一颗以医学家名字命
名的小行星——"张大宁星"
聆听真正的"肾病大家"讲肾
病与肾保健

◎ 定价：45.00元

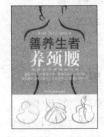

《善养生者养颈腰》

名医领您远离颈腰疼痛，健康
生活从此书开始
国内著名颈腰权威养生专家多
年实践经验倾囊相授

◎ 定价：29.80元

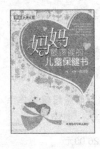

《妈妈最该读的
儿童保健书》

你对孩子的呵护方法对不对？
你会通过"望"提早看出孩子
的异常吗？
面对孩子的突发危险，你知道
该怎么办吗？

◎ 定价：29.00元

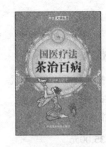

《国医疗法——茶治百病》

简便茶包小偏方，每天一杯大
健康。

◎ 定价：35.00元

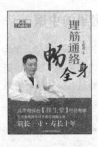

《理筋通络畅全身》

北京电视台"养生堂"专家王
庆甫教授
手把手教您调畅全身
筋长一寸，寿长十年

◎ 定价：29.80元

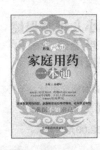

《家庭用药一本通》

直视家庭用药问题，全面解决
自行用药疑难，让你真正做到
"求医不如求己"

◎ 定价：35.00元